中医外治疗法治百病丛书

靳三针法

总主编　陈秀华　陈全新

编著　袁　青

人民卫生出版社

图书在版编目（CIP）数据

靳三针法 / 袁青编著. —北京：人民卫生出版社，2014
（中医外治疗法治百病丛书 / 陈秀华，陈全新总主编）
ISBN 978-7-117-18522-6

Ⅰ. ①靳… Ⅱ. ①袁… Ⅲ. ①针灸疗法 Ⅳ. ①R245

中国版本图书馆 CIP 数据核字（2014）第 029817 号

人卫社官网	www.pmph.com	出版物查询，在线购书
人卫医学网	www.ipmph.com	医学考试辅导，医学数据库服务，医学教育资源，大众健康资讯

中医外治疗法治百病丛书

靳 三 针 法

编　　著：袁　青
出版发行：人民卫生出版社（中继线 010-59780011）
地　　址：北京市朝阳区潘家园南里 19 号
邮　　编：100021
E - mail: pmph @ pmph.com
购书热线：010-59787592　010-59787584　010-65264830
印　　刷：北京铭成印刷有限公司
经　　销：新华书店
开　　本：710×1000　1/16　　印张：8　　插页：2
字　　数：148 千字
版　　次：2014 年 4 月第 1 版　2023 年 11 月第 1 版第 11 次印刷
标准书号：ISBN 978-7-117-18522-6/R・18523
定　　价：28.00 元
打击盗版举报电话：010-59787491　E-mail：WQ @ pmph.com
（凡属印装质量问题请与本社市场营销中心联系退换）

作者简介

袁青，针灸学教授，祖籍广东省郁南县，1961 年出生，1984 年毕业于广州中医学院(现广州中医药大学)医疗系，留校至今。擅用靳三针疗法治疗临床各类疾病，为靳三针法定传人、靳三针学术带头人。从事针灸教学、临床和科研近 30 年，曾在本校实验针灸学教研室、针灸治疗学教研室、第一附属医院针灸病房及门诊，以及广州市中医院针灸专家门诊、广州市越秀 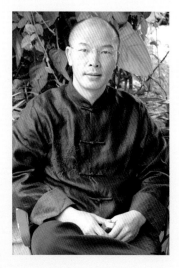 区儿童脑病医院康复科工作。现任广州中医药大学靳三针研究中心主任、针灸康复临床医学院针灸临床教研室主任、广州市越秀区特聘医学顾问、康复科名誉主任、广州市十三行国医馆医学顾问，为国家人事部、卫生部、中医药管理局批准的靳瑞教授学术经验继承人。主持国家自然科学基金课题"'靳三针'头穴对宫内窘迫 HIBD 大鼠线粒体通路介导的神经干细胞凋亡的影响"、"针刺对宫内窘迫 HIBD 大鼠 BNIP3 介导的线粒体自噬保护机制研究"，国家中医药管理局课题"靳三针治疗儿童自闭症临床规范化研究"、卫生部视听教材课题"小儿脑性瘫痪的针刺治疗"，广东省中医药局课题"靳三针疗法治疗脑性瘫痪的时间量学临床客观化研究"等多项科研课题，并参与国家中医药管理局课题"靳三针治疗儿童精神迟滞临床应用研

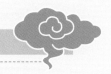

究"、广东省自然科学基金课题"靳三针对窒息脑瘫幼鼠神经干细胞增殖与分化的影响"、"电针不同频率对哮喘豚鼠气道重构和炎性基因的影响"等研究。已发表学术论文60余篇,主编专著《常见老年病针灸治疗》(上海科技文献出版社)、《靳三针问答图解》(广东经济出版社)、《子午流注开穴挂图》(广东经济出版社)、《靳三针疗法解说》(中英对照)(上海科技文献出版社)、《靳三针治疗自闭症》(中医古籍出版社)。十多年来,受世界各地多家学术机构和团体邀请,弘扬、普及靳三针疗法,指导中医针灸临床和教学工作。

自序

靳三针疗法是恩师靳瑞教授所创立的一个完整的针灸治疗学术体系,在临床上治疗各类疾病,疗效确切,尤其是在治疗儿童脑病方面,其成果更是得到国家中医药管理局的认可,靳三针治疗精神发育迟滞和自闭症两项治疗技术被国家中医药管理局认定为中医适宜疗法项目向全国推广。迄今为止,有关靳三针疗法的临床、科研以及研究生培养方工作已有丰厚积累,相关课题已有数十项,已发表学术论文至少五六百篇,靳三针人才遍布世界各地,活跃在中医针灸界各个领域。本人主讲的《靳三针疗法》作为广州中医药大学的公选课开班已有六年余,期期爆满,深受学生喜爱。十多年来,我还经常受国内外学术机构之邀主讲靳三针疗法,反响热烈。

尽管此前我们已经出版了《常见老年病针灸治疗》(上海科技文献出版社)、《靳三针问答图解》(广东经济出版社)、《子午流注开穴挂图》(广东经济出版社)、《靳三针疗法解说》(中英对照)(上海科技文献出版社)、《靳三针治疗自闭症》(中医古籍出版社)、《靳瑞针灸传真》(人民卫生出版社)等书,但是,一方面这些书多已脱销,另一方面编撰一套系统介绍靳三针学术内涵与靳三针疗法治疗临床各类疾病有效经验的新专著更是广大针灸人、针灸爱好者的愿望。此次承蒙人民卫生出版社约稿,使我有机会将《靳三针法》这本书献给大家,谨供针灸同道参考,亦愿抛砖引玉,诚望同门弟子出版更多有关靳三针疗法之大作。

靳三针疗法的取穴、针刺远非简单的只取三个穴、扎三支针、扎三次就好、三次为一疗程等,而是贯穿着靳三针的组穴方法、配穴方法、针刺手法以及其治神精神。要真正学好靳三针,必须充分掌握靳三针学术的具体内涵。而要真正用好靳三针,还应该深入学习靳三针每个穴组以及各组之间在临床上治疗各类疾病的有效临床经验。因此,我将本书分为上、下两篇。上篇概论部分着重介绍靳三针学术体系内涵,其中包括其组穴特色、配穴特色、针刺手法特色、治神特色,同时也把常用的靳三针穴组以图文并茂的方式一一介绍给大家。下篇汇集总结我们多年来在临床上运用靳三针疗法治疗各类疾病真正有效的临床实践经验，主要包括成人脑病、儿童脑病、妇科病、男科病、头面五官病、肢体躯干病、内景病以及其他以靳三针治疗行之有效的病证，且在每一疾病之后都附有临床体会，这也是本书的特色之一。

本书的编写过程得到弟子们大力协助，其中曾晓林同学参与成人脑病部分的编写，麦嘉玲同学参与儿童脑病、内景病部分的编写，梁银平同学参与妇科病、男科病、头面五官病部分的编写，吴运才同学参与肢体躯干部分的编写，他们用心将我所述内容进行录音、文字整理、编排、修正，数易其稿而成此册，同时特别感谢简婉媚老师对本书细致入微地校对，特致谢忱。

袁 青

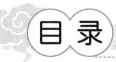

目 录

下篇　靳三针疗法临床应用

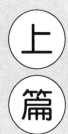

上篇

靳三针疗法概论

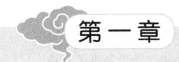

第一章

靳三针疗法源流

第一节 "靳三针"创始人靳瑞教授

　　靳瑞(1932—2010)，广东省广州市人，自幼秉承家训，随先辈学习中医，18岁考入广东中医药专科学校，系统学习中医。1955年毕业后分配在广东中医进修学校从事针灸教学工作，师从著名针灸大师韩绍康先生(1909—1986)，曾在中山医学院进修神经解剖学和神经生理学；1956年调到广州中医学院，同时兼任中山医学院第二附属医院针灸科医师；1960—1966年，受省卫生厅委派到广东省兴宁、梅县、普宁、潮汕等地区从事救治乙型脑炎工作；1967年开始，到海南、广西、云南参加了国家防治疟疾研究领导小组("523"疟疾研究工作领导小组)工作，研究脑型疟疾的救治；1966—1976年期间带队到广东开平救治流行性脑膜炎，对脑神经疾病治疗富有心得和经验。1979年获广东科学大会科技先进工作者奖，《脑型疟救治研究》获广东科技进步奖(排名第二)。1980年，广州中医学院成立针灸系，担任系主任。"九五"期间，《智三针为主治疗儿童精神发育迟滞的临床观察与研究》获国家中医药科技进步奖，《针刺颞穴治疗脑血管意外后遗症临床与实验研究》获广东省科技进步奖，广东省人民政府授予靳老"广东省名中医"称号，同时担任广州中医药大学治疗弱智儿童首席教授，被国家中医药管理局遴选为全国老中医药专家学术经验继承工作指导老师，享受国务院政府特殊津贴，历任国务院第二届、第三届学位委员会学科评议组员，国务院学位委员会中医专家组员，中国针灸学会第二届常务理事，中国国际针灸考试委员会委员、中国康复医学中西医结合专业委员会委员，中国针灸学会文献研究会副理事长，广州中医药针灸研究会会长，出版专著30余部，发表学术论文近百篇，培养研究生近百人。

第二节 "靳三针"学术体系的形成

20世纪70年代初期,靳老在海南从事脑型疟疾研究,同时也为附近的居民看病。当时海南岛有很多居民患有过敏性鼻炎。对于过敏性鼻炎的针灸治疗,按照以往教科书的编排,通过局部、远部、随证三种方法选穴,并采取一定的针刺手法,以补虚泻实,导气通经。由于当时穴位注射非常流行,靳老往往在针灸治疗后选迎香穴进行穴位注射。第一针注射具有抗过敏作用的维丁胶性钙,左右两侧各注射1ml,注射完以后,过敏症状即刻消失,70%以上的人都有效果。第二针是属于辅酶类的维生素 B_{12}。第三针是具有营养神经作用的维生素 B_1。经3次穴位注射后,整个过敏性鼻炎的症状基本就消失了,效果可以维持1个月。这是在当时历史背景下的中西医结合治疗方法。靳老用这个穴位注射的方法给当地群众治疗各类鼻炎,效果快捷,所以当地的老百姓称靳老为"三针医生",当时的"三针"指的是穴位注射。另外一种说法,是说靳老当时治疗这样的疾病,只需三次就可以治好,所以昵称靳老"三针大夫"。后来有人就问靳老这是什么方法,靳老心想既然打三次穴位注射就有效,那就叫"鼻三针"好了,结果"三针"的名号就这样传开了,附近的患者都慕名来找他看病。由此可见,早期的"靳三针"主要是指人们对靳老针灸疗效神速的美誉。而"靳三针"针灸治疗体系的真正形成,是在80年代的中、后期。

1980年广州中医学院正式成立针灸系,靳老为第一任系主任。他主持了院系大楼的设计、教学科目的设立、教学计划的安排,在广大教师的共同努力下,群策群力,使广东的针灸事业不断发展壮大,并在《针灸医经类编》的基础上主编了中医药类院校统编教材《针灸医籍选》,1986年由上海科学技术出版社出版,为靳三针疗法奠定理论基石。1987年,国家中医药管理局在总结新中国建国近40年以来的中医药学成就时,决定由靳瑞负责针灸部分的临床研究成果的总结工作,靳老将新中国成立以来最有代表性的针灸临床研究资料输入电脑进行了分析和总结,系统分析了全国各地临床医生的针灸取穴规律,并调阅了大量的相关文献,分析得出:针灸治疗每一种疾病时,都会有三个主要的穴位起重要作用,于是精选出用三个穴位为主方治疗疾病。以此为基础,作为临床常用的固定针灸配方,而渐成临床取穴的习惯,取穴不多且疗效满意。此后,靳瑞带领他的学生开始进行系统、深入的研究及反复的临床实践,"靳三针"体系开始逐渐形成。赖新生教授首次编写出版了《三针疗法》一书,成为第一本记载靳三针疗法的书籍。此后,彭增福博士编写出版了《靳三针疗法》,袁青教授出版了《靳三针问答图解》、《靳三针疗法精解》(中英文版)、《靳三针治疗自闭症》、《中风后遗症靳三针特效治疗》、《靳瑞针灸传真》,柴铁劬教授编写出版了《靳三针临症配穴法》等。众多靳三针学子在靳老的指导下,广泛展开了对靳三针组穴的临床和实验研究,取得了丰硕的成果,从而使"靳三针"发展成为一种具有传统中医针灸特色的学术体系。

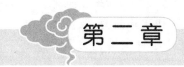

第二章

靳三针学术体系内涵

"靳三针"以靳瑞教授之名而设，被誉为"岭南针灸新学派"。"靳三针"运用于临床治疗各类疾病，效果显著，深得针灸人之喜爱，但很多人对该疗法还缺乏全面、正确的认识。"靳三针"之所以成为一种疗法，是因其符合"法于道，和于术，顺于人"之中医诊治疾病之原则，并非"每次只取三个穴，只扎三针，治疗三次就有效"，而是需要有扎实的中医针灸辨证基础，理解各三针穴组的组穴原理、配穴方法，并熟练掌握独到的入针、行针和补泻手法，突出"靳三针"在临床治病中"治神"的作用，是一个完整的针灸学术体系。

第一节 "靳三针"组穴特色

针灸治病的选穴，不离局部、远部及随证选穴的原则，而选穴的运用又不离主穴及配穴两类。事实上，所有的三针穴组均作为主穴而设，临证还需辨证配穴。

一、根据腧穴局部作用组穴

对于局部症状比较突出的病证，以病灶的周围或其上、中、下三部选穴配方，着重在于突出局部的治疗作用，加强了腧穴的近治作用。此类穴组有眼三针、鼻三针、面瘫针、面肌针、褐三针、耳三针、突三针、颈三针、腰三针、坐骨针、肩三针、膝三针、踝三针等。例如鼻三针，是由迎香、鼻通和印堂三穴所组成，且每个穴的应用都有其理论依据。如果将鼻分成上、中、下三段，位处上段的印堂穴为督脉所过，可以起到振奋阳气的作用（鼻疾症见打喷嚏、怕风、易感冒出汗等症状，多属肺气虚、阳气虚）；鼻通穴位于鼻的中段，为经外奇穴，顾名思义，它有通畅鼻窍的作用；鼻下部的迎香穴，位于鼻翼旁，善通鼻气，专治不闻香臭，是治疗鼻疾的常用要穴。

二、根据脏腑经脉相关理论组穴

治疗脏腑病变,主要选用与该脏腑有关的特定穴。中医理论中所讲的脏腑,是肉眼看不到的,指的是我们人体的一个个功能团。比方说"心",所指的不是心脏,而是"神"。经络系统中的每一条经脉都有相对应的脏腑与之相连属,并随着经脉在人体内的循行,可与多个脏腑发生联系,专治脏腑功能失调类疾病,如足少阴肾经"属肾,络膀胱,上贯肝,入肺中,络心"。"靳三针"中的胃三针、肠三针、乳三针、阴三针、阳三针、尿三针、胆三针等组穴就是根据脏腑经脉相关理论来组合的,又称之为"内景三针"。如胃三针由中脘、内关、足三里穴组成,中脘为胃之腹募穴,足三里为胃之合穴、下合穴;内关为八脉交会穴,专治"心、胸、胃"病证,因胃与脾相表里,脾胃为后天之本,脾胃乃人体气机升降之枢纽,通过调理脾胃对五脏六腑皆有治疗作用。又如肠三针由关元、天枢、上巨虚三个穴组成。从字面上看,肠三针是治疗肠道疾病的,而从中医学理论来看,它治疗的是中医所讲的"腑"所主的相关疾病。大肠主津,可传化糟粕,如果大肠功能失调,会导致皮肤干燥,此谓不润。如果要滋润肌表,就要调理大肠的功能,从而化生津液。同时大肠与肺相表里,大肠功能正常,自然呼吸顺畅,肺功能就好。小肠生血,分清泌浊,饮食的精华部分到了小肠,清的变成血液,浊的变成尿液。肠三针在任脉和胃经上,阴中之阴为任脉,阴中之阳系胃经,两经均具有生血的功能。所以肠三针可以用来美容,还可以治疗贫血。

三、根据经脉循行结合穴位局部治疗作用组穴

人体经络系统成树状分布,以十二经脉为主干,以奇经八脉为养分储蓄池,以大小络脉为枝叶,沟通内外,联系上下,网络周身。所有经脉各行其道,有特定的规律可循。在"靳三针"中,足智针就是根据经络循行规律结合穴位局部治疗作用而独创的。足智针由涌泉、泉中、泉中内穴组成。涌泉是足少阴肾经的井穴,为肾经经气始发之处,为肾经的"泉眼"。《灵枢·经脉》曰:"肾足少阴之脉,起于小指之下,斜走足心,出于然谷之下……"此处所言"足心",乃足掌心,与手厥阴心包经劳宫穴的定位相呼应,应在足底第二、三趾趾缝纹头端与足跟中点连线的中点,正好是足底凹陷最明显处,并将该处形象地命名为"泉中"穴。在"泉中"与然谷之间的经脉所过处,再取一个"泉中内"穴,位于"泉中"向内旁开约0.5寸处,处在肾经上。按照"头上有病足下取"这一传统说法,单独针刺涌泉疗效固然好,但显得力量单薄,若顺着肾经经气循行的方向,在其路径上增加"泉中"和"泉中内"两穴,与"涌泉"具有明显的协同加强作用。顾名思义,足智针可用于治疗神志类病证,如中风后遗症、失眠、眩晕、

抑郁、健忘、痴呆、多动、弱智、自闭等。

四、根据腧穴所在经脉协同主治作用组穴

十四经穴的主治既有其共同性，又各有其特殊性。根据这一原理，靳老创立了不少行之有效、适应证广泛的三穴处方。例如：手三针与足三针。手三针由曲池、外关、合谷穴组成。合谷穴不仅能治疗手腕部病症，还能治疗颈部和头面部病症，是为主穴。由于头面部病症多因火热上扰，属于热证、实证为主，而曲池、外关，一为手阳明大肠经合穴，一为手少阳三焦经穴，有清利头目、行气止痛等功效。《素问·血气形志》曰："夫人之常数，太阳常多血少气，少阳常少血多气，阳明常多气多血。"曲池、外关两穴作为配用，既可针对病位，又可针对病性，用之统泻手三阳经之火。

足三针由足三里、三阴交及太冲穴组成。足三里是足阳明胃经的合穴，因为足阳明胃经循行于腹部，性属阴，所以足三里要当成阴穴看。《素问·阴阳离合论》曰："阴阳根起于厉兑，名曰阴中之阳。"太冲为足厥阴肝经的原穴，肝主藏血，正所谓肝肾同源，所以太冲也是性属阴的腧穴。三阴交穴是足三阴经交汇之处，性极阴，所以脾经、肝经、肾经这三条阴经结合在一起，专治阴、血类病证。

五、根据腧穴的特殊作用组穴

还有一种组穴方法是根据腧穴的特殊作用来组合，比如定神针、四神针、智三针、晕痛针、痫三针、手智针等。以定神针为例，定神针是一组治神要穴，由印堂和阳白组成。督脉为阳脉之海，内络于脑，印堂在督脉上，自古有"悬阳"之称，可知印堂乃阳气汇聚之处。《灵枢识》记载，印堂又名"下极"，与心相应，为观察心神强弱之要穴。阳白为足少阳胆经穴，位于两目瞳仁之上，而肝胆相表里，开窍于目，藏魂，此穴与眼神有密切关系。胆为中正之官，决断出焉，《素问·六节脏象论》曰："十一藏取决于胆也。"古人认为，胆，担也，有力量，善担当之意。阳白顾名思义，也是阳气汇聚之处，少阳胆气足，则诸藏之气安定，不逆乱也。《灵枢·九针十二原》曰："方刺之时，必在悬阳，及与两卫，神属勿去，知病存亡。"此处两卫乃眼睛的代称。古人认为，印堂和双目是人的神气表露之处，因此定神针有定神的作用。

第二节 "靳三针"配穴特色

在临床运用中，各三针穴组作为主穴外，还应根据脏腑及分经辨证施治的原则来随证配穴，才能起到应有的治疗效果。

一、脏腑辨证配穴

如鼻三针作为主穴治疗鼻疾,应根据不同的状况配以其他的穴位或穴组。打喷嚏、鼻痒、流清涕明显者,可以补肺俞、太渊穴或灸背三针;如果是鼻流黄浊脓涕,眉棱骨痛,舌红苔黄,属阳明经有热,可以泻行间、曲池、尺泽穴或手三针。肺经有热泻尺泽,肺经虚补太渊,这是属于脏腑辨证的补母泻子的方法。又如治疗咳嗽,脏腑辨证,病位在肺,按照补母泻子的方法行针灸治疗,再配合中药,如果疗效不好,通常与大肠腑有关。临床经验告诉我们,久咳之人治疗效果不佳,从与肺经相表里的大肠经着手,泻上巨虚、下巨虚、曲池穴,疏导大肠,肺气降则咳自止。

二、分经辨证配穴

针灸除了整体观念、辨证施治以外,着重突出的是分经辨证。针灸治疗作用于经络,所以在治疗肢体躯干病证时,除了局部选用靳三针穴组外,还要懂得分经辨证。例如肩三针(肩前、肩中、肩后)作为主穴治疗肩周疼痛时,还要根据疼痛放射的不同部位来分经辨证,在远端选穴行导气同精法。肩前穴疼痛明显可选远端的合谷穴,肩中疼痛明显可选外关或中渚穴,肩后疼痛明显可选后溪穴,这充分体现了分经辨证配穴的特色。

三、靳氏配穴十法

1. 滋水济火法　适用于肾阴不足、阴虚阳亢证(代表方剂为"六味地黄丸"),取肾经的原穴太溪、合穴阴谷,用补法。

2. 泻南补北法　泻南方的火,补北方的水,适用于阴虚火旺引起的咽喉肿痛,舌红,舌尖痛等病症(代表方剂为"知柏八味丸"),泻少府、内关穴以泻火(泻南),补太溪、阴谷穴以补水(补北)。

3. 抑木扶土法　适用于肝气郁结,肝胆火旺或肝木乘脾土引起的病证,常取肝经的太冲穴,用泻法;脾俞、胃俞、足三里、中脘用补法。

4. 培土生金法　适用于脾肺两虚,痰湿水肿证。补太渊、足三里、三阴交穴,导气阴陵泉穴。

5. 从阴引阳法　腹为阴,背为阳,在腹部、任脉上取穴治疗阳腑的病变或阳证,如胃痛选中脘穴,灸阴阳三针之气海、关元、归来穴,治疗肠腑病证取肠三针、尿三针等。

6. 从阳引阴法　从阳引阴法是在背部取穴以治疗五脏之疾病,如咳嗽、哮喘灸肺俞穴,肾虚腰痛、不孕不育灸肾俞穴,消化不良灸脾俞、胃俞穴,心悸、失眠取心俞穴。

7. 上病下取法　病变于上取下部穴,如耳疾取绝骨穴,眼疾取光明穴,脑病选足智三针("头上有病足下取")。

8. 下病上取法　病变于下取上部穴,如腹泻不止、尿失禁、阳痿等灸百会穴、四神针。

9. 左病右取、右病左取法　这相当于传统针灸的巨刺、缪刺法,如右侧偏瘫可针左侧的颞三针,也可选左侧正常肢体相应的穴位来治疗,这也就是用正常的经气引导病变的经气,又叫以"生气导死气"。又如,右侧肢体疼痛可选左侧相应的穴位泻之。

10. 补母泻子法　是根据疾病的虚实性质,结合脏腑、经脉和五输穴的五行属性,虚则补其母穴,实则泻其子穴。常用于"子午流注"针法。

第三节　"靳三针"手法特色

在临床上经常可见到一些针灸医生将针扎进穴位后,要么就加电,时间到了就出针,要么干脆什么手法都不做。这样的医生治病的疗效就可想而知了。靳三针十分重要的一点就是非常重视针灸的手法。中药要有效,除了用药精当,还讲究炮制、煎煮及服食方法。针灸是一种"术",要起"犹拔刺"、"犹雪污"、"犹解结"的良效,除了选穴恰当,施术手法尤为重要。"靳三针"属于传统针灸术,其针刺手法,包括入针、行针和补泻三部分内容。

一、入针手法

入针的关键在于:两神合一,用意在针,得气为度。

所谓两神合一,即医者之神与患者之神合于施针穴位上。针灸是由医者和患者共同完成的,即是以医者的神调患者的神,两者都要专注。入针是针刺的第一步。首先应将针慢慢地靠近穴位,让患者知道针刺即将开始。接下来,针尖要在一瞬间快速通过皮肤以减少疼痛。刺过皮肤后,则应慢慢地往下压,医者不仅要留意针下的感觉,还要留意患者的表情、感觉的变化,入针深浅以得气为度。

缓慢捻转进针法是"靳三针"的独特入针手法。该手法强调针尖要接触皮肤片刻,快速破皮后再缓慢入针。针刺前针尖接触皮肤可保证取穴准确,引起患者警觉,有助于医患之间两神合一;缓慢捻转可激发表层卫气、增强针感;快速破皮可减轻疼痛甚至不痛;缓慢进针有助于探穴和得气,且不容易刺伤血管和神经,能保证操作安全。

二、行针手法

进针之后要力求得气。影响得气的因素有很多,例如针刺时机、患者体质、针刺深浅、穴位的准确度、患者的感觉等。如果入针后不得气,则应采取行针手法,使其得气。行针的目的是催气,催气乃为了得气。《灵枢·九针十二原》曰:"刺之要,气至而有效。效之信,若风之吹云,明乎若见苍天。刺之道毕矣。"可见气至与否,是针刺有效的基础,若患者不能得气,就要用适当的行针手法来催气。

"靳三针"的行针手法往往采取捻转飞法,也就是传统的"飞针"手法。此法非常实用,而且容易掌握。"飞法"的操作:用拇指与食、中指相对捏持针柄,一捻一放,捻时食、中指内屈,放时食、中指外伸,搓动针柄,如此连做三次,整个手呈小鸟飞状。飞法能加强患者的针感,使其得气。

讲到飞法,就要谈及飞针引气。飞针引气,就是用飞法使得整条经脉上针感的传导加强,使气至病所。例如眼疾的治疗,扎眼三针以后,是不能在眼部行飞法的,而应该在远端穴位(如光明穴、太冲穴等与肝胆经、肾经、眼睛相关的远端穴位)上行飞法。相应的远端穴位一有针感,患者的病所就有了反应。例如治疗面瘫,往往可以在对侧的合谷穴行飞法。又如治疗头痛,如果是阳明经头痛,可以在远端的内庭、解溪、足三里穴行飞法;如果是后项痛,可以在昆仑、委中穴行飞法;如果是巅顶痛,可以在太冲和涌泉穴行飞法;如果是膀胱经、少阳经头痛,可以在外关穴行飞法。

三、补泻手法

在得气的基础上,行适当的补泻手法,才能实现传统针灸补虚泻实、调和阴阳的治病作用。"靳三针"常用的补泻手法运用了《针经》里最传统的补法、泻法、导气同精法(导气法)。

"靳三针"的补泻针法采用《内经》补泻中最基本的提插补泻法,因为其他补泻方法(如迎随、捻转、开阖、呼吸补泻法等)都是以提插补泻作为基础的。提插补泻要在得气的前提下,并选择在五输穴上行补泻。例如治疗鼻炎,不在迎香穴上做补泻手法,而在合谷穴上做;治疗眼疾,不能在睛明穴上做补泻手法,而应选择太冲穴;治疗耳疾,不能在听宫穴上提插,而应选择中渚穴。每条经脉都有五输穴,做手法时应遵循"补其母穴,泻其子穴"的原则。当然,原穴、背俞穴、募穴和其他特定穴都可以行补泻手法,但最常用的还是五输穴。

补法应重按轻提。"重按",意思是缓而紧——把针紧紧地捏住,慢慢地往下压。"轻提",意思是快而松——针紧紧地往下压之后,一松,很快地就提上来了。重按轻提的手法是在毫厘之间的。重按的时候紧紧地按,按的时候哪怕不动、紧紧捏住针柄,也是重按,然后把手一松,很自然地提上来。泻法应轻按重提。针刺得气以后,针在深处,医者轻轻将针尖一点,然后紧紧捏住针柄往上提。导气同精法,在《内经》中又称导气法。《灵枢·五乱》曰:"徐入徐出,谓之导气,补泻无形,谓之同精。"操作要点是进针后用同等的力度持针,缓慢提插,既不补也不泻,以达到导气、同精的目的。医者应察言观色,针随患者的呼吸徐入徐出。操作过程中,应用暗示法,让患者的呼吸与医者的呼吸产生共鸣。因为患者的气息是病气,是一种不健康、不正常的气息,而医者是健康的人,用医者的气来引导患者,导向一个有规律、健康的呼吸。

在"靳三针"里经常会用到灸法。灸法也有补泻,和提插补泻是一个道理。行补法灸时,应温和悬灸,然后慢慢地靠近穴位,轻轻地提起来。例如补关元、气海,医者一手持艾条,另一只手的手指轻轻地放在穴位附近以感受温度,将艾条慢慢靠近患者的关元和气海穴,此时患者会觉得越来越热,待其感觉到烫的时候,轻轻迅速地将艾条提起来,然后再慢慢地靠近他的皮肤,如此反复。行泻法灸时,应将艾条迅速靠近患者皮肤,当患者感觉到很烫的时候,慢慢提起,引泄而出。例如,治疗寒邪所致的腹泻,可以在天枢穴、关元穴、气海穴做灸法泻法,一边熏一边吹,当皮肤发烫的时候,慢慢提起。行导气同精法灸时,往往选择四神穴、百会穴、背俞穴进行。操作方法是慢慢地往下放,在温和灸得到温度的时候(称为"得气为度"),再慢慢地往上提,就像前面所讲的"徐入徐出"。

补泻的效应是以患者的主观感受为主。"补",是补的经脉之气,患者自我觉得"若有所得";"泻",是泻经脉之气,患者自我觉得"若有所失"。"补泻无形",是患者自我觉得既没有"得",也没有"失",但整个人之"气"变得比治疗前顺畅。

第四节　"靳三针"治神调神特色

一、调神与治病

"神"是人体生命活动的外在表现,《灵枢·小针解》曰:"神者,正气也,神寓于气,气以化神,气盛则神旺,气衰则神病。"《素问·移精变气论》曰:"得神者昌,失神者亡。"说明神是人体生命中的一个重要组成部分。《灵枢·九针十二原》提到"粗守形,上守神。"此处所说之"神"是气血之意,只有气血运行正常,一个人才能神气十足,神采奕奕。阴阳是人体生命活动的根本,《素问·阴阳应象大论》说:"阴阳者,天地之道也,万物之纲纪,变化之父母,生杀之本始,神明之府也","阳化气,阴成形"。《素问·六微旨大论》说:"出入废,则神机化灭;升降息,则气立孤危。故非出入,则无以生长壮老已;非升降,则无以生长化收藏。是以升降出入,无器不有。"说明阴阳是运动不息的,只有阴阳相互转化,互根互用,生命活动才能运转正常。《素问·阴阳应象大论》:"阴盛则阳病,阳盛则阴病,阳盛则热,阴盛则寒。"说明只有阴阳平衡,人体才会健康,延年益寿。调神即是调气血、调脏腑、调阴阳,是治疗疾病的根本。

人体五脏功能表现于外谓之"五脏皆有神",《灵枢·本脏》说:"五脏者,所以藏精、神、血、气、魂、魄者也。"《灵枢·本神》:"凡刺之法,先必本与神。血、脉、营、气、精神,此五脏之所藏也","肝藏血,血舍魂"、"心藏脉,脉舍神"、"脾藏营,营舍意"、"肺藏气,气舍魄"、"肾藏精,精舍志"。其中"魂"、"神"、"意"、"魄"、"志"是五脏之神的表现。形与神是相统一的整体,不可分离,如《灵枢·天年》:"神气舍心,魂魄毕具,乃成为人",又《素问·上古天真论》:"形与神俱而尽终其天年",《素问·汤液醪醴》:"形弊血尽……神不使也",《素问·逆调论》:"人身与志不相有,曰死",说明如果形神不统一、不相得,人就不复存在。正如《素问·生气通天论》所说"阴平阳秘,精神乃治;阴阳离决,精气乃绝。"

二、调神之思路

针灸医生在施术前,通过望、闻、问、切,四诊合参诊断疾病的同时,应判断患者神之状况。《灵枢·大惑论》曰:"五藏六府之精气,皆上注于目而为之精","目者,心使也,心者,神之舍也"。这里强调的就是在观察患者之时,尤其要着重观察患者的眼睛,即望眼神。注意所有来找医生看病的人,皆是失神之人;当人体发生病变时,人体思维意识就有所损伤,抑或抑郁,抑或焦虑。就其精神来看,是较常人差的。所以,这样的人需要在治疗其身体病痛的同时,亦要予以调神。这样从形神上予以治疗比单纯从形体上予以治疗,效果要好得多。这就应了《素问·上古天真论》"形与神俱,而尽终其天年"的理论。人的精神活动与脏腑功能有密切关系,《灵枢·本神》曰:"心怵惕思虑则伤神",《景岳全书·不寐》:"劳倦思虑太过者,必致血液耗亡,神魂无主,所以不眠"。说明人体思虑太过,则会耗气伤血,也就会失神。五脏受邪,便会对五脏之神产生伤害。所以在调神之时,需辨明"五脏之神"而调之。

三、调神之穴组

调神穴组主要分刺神穴组、醒神穴组、定神穴组及调阴阳穴组。

(一)刺神穴组

刺神穴组代表穴为智三针和四神针穴组。另外还有手智针和足智针。脑为神明之府,智三针和四神针皆为头上的穴组,智三针由神庭和本神这两个在头部仅有的以神命名的穴位组成,专用于调神。一般刺这组穴位时,刺进头皮0.2～0.3寸,得气为度。自古以来,百会穴是多灸少针的,其处于巅顶部,是诸阳之会,接阳气升发处,神明之所在。四神针穴组是在百会前后左右各旁开1.5寸,是专门用来升阳气、调元神的,亦是治疗脑病的主穴,而四神针在针刺完以后往往要加用灸法。

手智针由劳宫、神门、内关组成。劳宫是手厥阴心包经的荥穴,《难经·六十八难》曰:"荥主身热",所以扎劳宫穴是治疗手心烦热、心烦失眠的;神门是手少阴心经的原穴,心主神明,神门是治疗神志失常的一个常用穴。内关是心包经的络穴。

足智针由涌泉、泉中和泉中内穴组成,三穴皆在足底部,涌泉穴是足少阴肾经的井穴,属木,根据针灸传统"上病下取"的原则,涌泉穴可用于治疗头部即与元神有关的疾病。泉中穴位于足底第2、3趾趾缝纹头端与足跟连线的中点,泉中内穴平泉中穴向内侧旁开一横指,三穴配合,常用于治疗脑病、精神失常类疾病。

(二)醒神穴组

醒神即是醒目,醒神穴组往往用于久病、嗜睡和阴阳错乱之人,主要有醒神针。醒神针是由听宫、人中和鬼哭穴组成。听宫穴是手足少阳、手太阳经交会穴,《针灸大成》谓其"主失音,癫疾,心腹满,聤耳,耳闻如物填塞无闻,耳中嘈嘈哝哝蝉鸣",当一个人精神神志失常时,往往会出现幻觉、幻听,所以选听宫穴,因其穴是入耳入脑的。人中穴又名水沟穴,是督脉、手足阳明经交会穴,乃孙思邈十三鬼穴之一,其名鬼宫,《针灸大成》曰:"主消渴……失笑无时,癫痫,语不识尊卑,乍哭乍喜,中风口噤,牙关不开……卒中恶,鬼击……"。人中属醒神开窍的穴位。鬼哭穴,即是少商和隐白穴,该穴最早见于孙思邈《千金翼方》,"治卒中邪魅恍惚振噤法",予"鼻下人中及两手足大指爪甲,令艾炷半在爪上,半在肉上,七炷不止,十四炷,如雀矢大作之";治"野狐魅"予"合手大指,急缚大指,灸合间二七壮,当狐鸣而愈"。文中记载了腧穴的定位和主治作用,但未说出其腧穴的名称。《扁鹊神应针灸玉龙经》最早提及"鬼哭"穴名:"取鬼哭穴,一名手鬼眼,一名足鬼眼,法以二拇指并缚一处,须甲内四处着火,各灸七壮。用治癫病、梦魇、鬼击,并五痫、痴呆及风寒发狂等症,皆效"。鬼哭穴针刺一般用点刺出血,亦可用灸法。

(三)定神穴组

定神穴组主要就是定神针。定神针由印堂和左、右阳白组成;印堂穴在两眉之间,鼻根部,虽说是经外奇穴,但处于督脉之上,是振奋阳气的,也是振目神的。一个人有没有神气,看他的眼睛;眼睛有没有神气,则看他的印堂。阳白是足少阳胆经的穴位,足少阳、阳维脉交会穴,主治头痛,眩晕,视物模糊,目痛等病症。与印堂相配,起到调神醒目的作用,定神针还可以治疗小儿多动症,或者注意力不集中、走神,以及抑郁症患者。

(四)调阴阳穴组

调阴阳穴组包括阴三针和阳三针,阳三针由气海、关元、肾俞穴组成,阴三针由关元、归来、三阴交穴组成。在临床上很多人以为阴三针就用于治疗妇人之病如月经不调、不孕、痛经、带下等,阳三针仅用于治疗男性病,如遗精、早泄、不育症等。事实上阴阳三针是配合使用的,不仅用于妇人或男性病变,也用于阴阳失调的人,如病机为阴阳失调的失眠、抑郁等患者。调阴阳的穴组除了以上两个穴组外,还有申脉穴、照海穴两个穴位也经常用到。申脉是足太阳膀胱经的穴位,亦是八脉交会穴之一,通阳跷脉,《针灸聚英》:"洁古曰:痫病昼发,灸阳跷",可治疗癫痫、失眠、头晕等失神病变。照海穴是足少阴肾经的穴位,是八脉交会穴之一,通阴跷脉。《针灸聚英》:"洁古曰:痫病夜发,灸阴跷,照海穴也",《标幽赋》:"阴跷、阴维而下胎衣"。申脉、照海两穴亦是配合使用,在临床上随患者病情不同,手法各异,除用其调阴阳错乱患者的神之外,也用于配合内关、膻中等穴调抑郁症患者的胸中之气。

四、调神之针法

中医讲整体观与辨证论治,这也是中医学的优势,调神并不是调局部,而是调患者整体之神,并且贯穿于整个治疗过程。《大医精诚》曰:"凡大医治病,必当安神定志,无欲无求,先发大慈恻隐之心,誓愿普救含灵之苦。"所以要尊重患者,体贴患者,让患者对你有信心。只有患者对医者有了充分的信心,施术起来也就顺利,疗效也就相对较好。而在施术的过程中,不能心不在焉,粗心大意,心浮气躁;不要乱扯滥谈,高谈阔论。而要聚精会神,庄重和蔼;要细心耐烦,体贴周到,动作轻巧;要审查病情,观察患者变化,随时调整。忌边扎针边说话,忌上下同时乱扎,要做到针到、眼到、神到。对患者的病情要心中有数,对针下的感觉要细心体会。正如《灵枢·九针十二原》所说:"持针之道,坚者为宝,正指直刺,无针左右,神在秋毫,属意病者"。

进针前要认真摆好体位,关心、体贴患者,充分为患者考虑,注意保护患者隐私等,让患者身心充分放松,信赖医者。针刺过程中要宁神定志,心无旁鹜,注意力集中于所刺穴位,手持针要稳、要紧,有如"手如握虎"之感,针刺时要腰直、肘平、腕悬、指实,针尖接触皮肤时要轻、稳、准。进针时务必要做到针接触皮肤后的四步法,即"正、压、捻、虚","正"即针身要正,垂直于施术部位;"压"即针在与皮肤接触的瞬间,加以稍稍的压力;"捻"即在针尖接触皮肤和下压的同时捻动针柄;"虚"即执针柄的手指要指实力虚,强调手指紧握针柄,手指轻轻捻动。针刺深度以得气为度,然后辨别虚实,施行补泻手法。针毕,让患者安心静养,直到治疗结束。

在这个广用电针、神灯等现代科技所发明的针灸工具的时代,"靳三针"仍坚持用传统手法对患者进行治疗,实属少数。如今医患关系紧张的原因,医者的不负责任也可能占了一部分。"靳三针"之调神针法,体现出医者全心全意的工作态度,在治疗患者病痛的同时,也给患者精神、心理层面进行了调整。

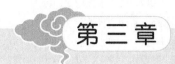

第三章

靳三针穴组及其定位

第一节　头面躯干穴组

一、鼻三针

迎香：在鼻翼外缘中点旁开约0.5寸，当鼻唇沟中。

上迎香：在面部，当鼻翼软骨与鼻甲的交界处，近鼻唇沟上端处。

印堂：在面额部，两眉头连线的中点。

（图1、图2）

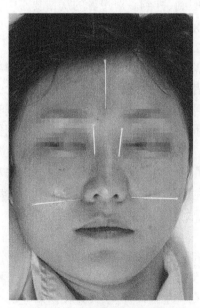

图1　鼻三针（肺寒型）

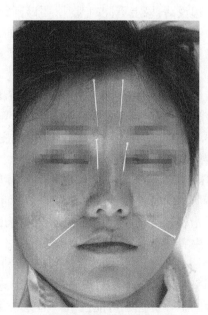

图2　鼻三针（肺热型）

二、眼三针

眼Ⅰ针:晴明穴上2分。

眼Ⅱ针:在上眼眶下缘,正对瞳孔。

眼Ⅲ针:在下眼眶的上缘,正对瞳孔,大约承泣穴的位置。

(图3-1～图3-4、图4-1～图4-4、图5-1～图5-3)

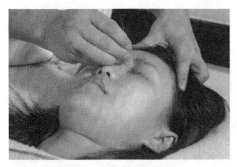

图3-1 眼三针之眼Ⅰ针

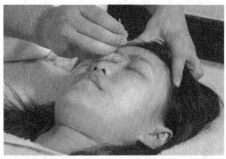

图3-2 眼三针之眼Ⅰ针

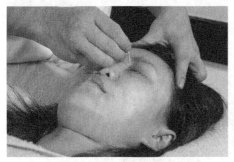

图3-3 眼三针之眼Ⅰ针

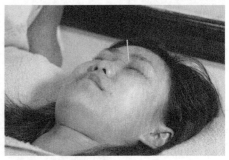

图3-4 眼三针之眼Ⅰ针

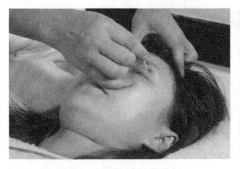

图4-1 眼三针之眼Ⅱ针

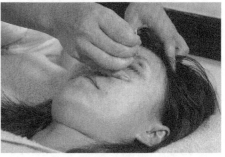

图4-2 眼三针之眼Ⅱ针

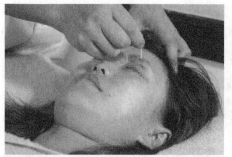

图4-3 眼三针之眼Ⅱ针

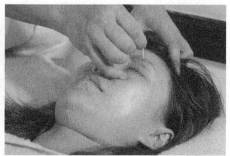

图4-4 眼三针之眼Ⅱ针

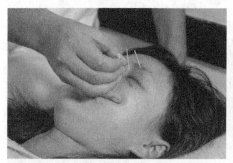

图5-1 眼三针之眼Ⅲ针

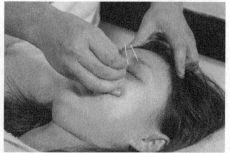

图5-2 眼三针之眼Ⅲ针

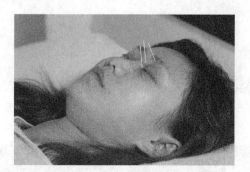

图5-3 眼三针

三、耳三针

听宫：在面部，耳屏的前方，下颌骨髁状突的后方，张口时呈凹陷处。

听会：在面部，当耳屏间切迹的前方，下颌骨髁状突的后缘。

完骨：耳后，乳突后下方凹陷处。

（图6-1～图6-9）

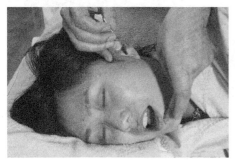

图 6-1　耳三针之听宫

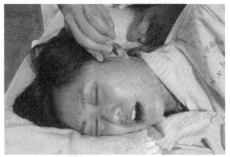

图 6-2　耳三针之听宫

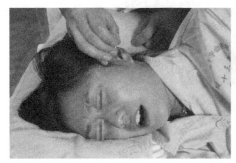

图 6-3　耳三针之听宫

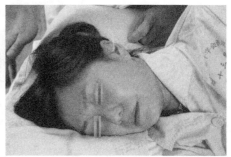

图 6-4　耳三针之听宫

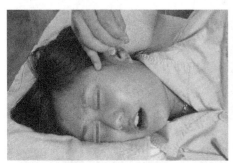

图 6-5　耳三针之听会

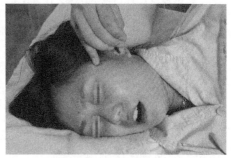

图 6-6　耳三针之听会

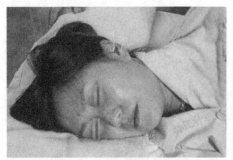

图6-7 耳三针之听会

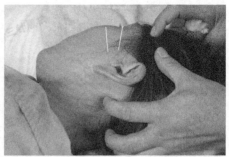

图6-8 耳三针之完骨

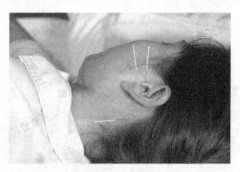

图6-9 耳三针

四、舌三针

舌Ⅰ针：在廉泉穴上1寸，或于前正中线颌下1寸，当舌骨与下颌缘之间凹陷处，大约上廉泉穴的位置。

舌Ⅱ针：上廉泉穴向左旁开0.8寸。

舌Ⅲ针：上廉泉穴向右旁开0.8寸。

（图7-1～图7-3）

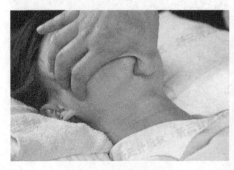

图7-1 舌三针之探穴

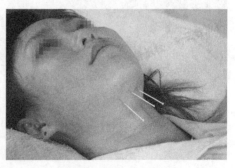

图7-2 舌三针之成人

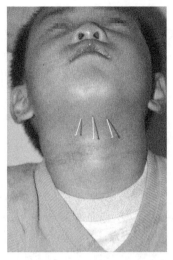

图 7-3 舌三针之儿童

五、晕痛针

四神针：百会前后左右旁开 1.5 寸。

太阳：在颞侧，当眉梢与目外眦之间，向后约 1 横指的凹陷处。

印堂：在面额部，两眉头连线的中点。

（图 8-1、图 8-2）

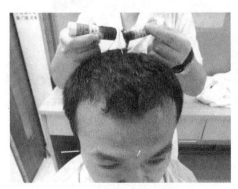

图 8-1 晕痛针之加灸法

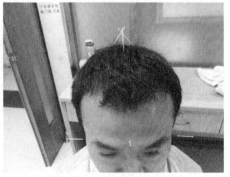

图 8-2 晕痛针之四神针、太阳、印堂

六、面肌针

【眼肌组】

四白：目正视，瞳孔直下，在眶下孔凹陷处。

下眼睑阿是穴：在下眼睑中间之皮下，针尖向鼻方向沿皮下进针。

【口肌组】

地仓透颊车:地仓穴在面部,口角外侧,上直对瞳孔。颊车穴在下颌角前上方约1横指,按之凹陷处,当咀嚼时咬肌隆起最高点处。

禾髎:在上唇部,鼻孔外缘直下,平水沟穴(人中沟的上 1/3 与中 1/3 交点处)。

迎香:在鼻翼外缘中点旁开约 0.5 寸,当鼻唇沟中。

(图 9-1 ~ 图 9-4)

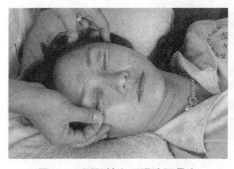

图 9-1　面肌针之下眼睑阿是穴

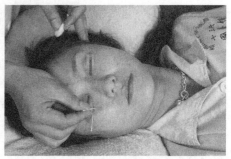

图 9-2　面肌针之四白

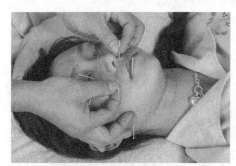

图 9-3　面肌针之迎香

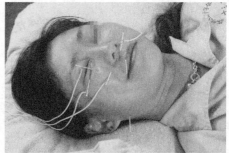

图 9-4　面肌针之电针

七、叉三针

太阳:在颞侧,当眉梢与目外眦之间,向后约 1 横指的凹陷处。

下关:在耳屏前,下颌骨髁状突前方,当颧弓与下颌切迹所形成的凹陷中。合口有孔,张口即闭,宜闭口取穴。

【三叉神经第一分支】

鱼腰:在额部,瞳孔直上,眉毛中。

阳白:在前额部,当瞳孔直上,眉上 1 寸。

【三叉神经第二分支】

四白：目正视,瞳孔直下,当在眶下孔凹陷处。

【三叉神经第三分支】

大迎：在下颌角前下方约1.3寸,咬肌附着部前缘。当闭口鼓气时,下颌角前下方出现一沟形的凹陷中取穴。

(图10-1～图10-3)

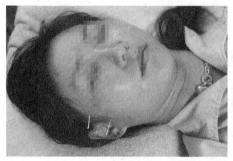
图10-1　叉三针之太阳、下关

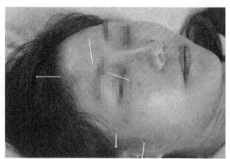
图10-2　叉三针之鱼腰、阳白、四白

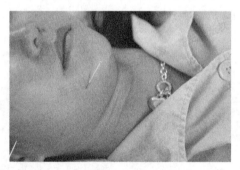
图10-3　叉三针之大迎

八、面瘫针

翳风：在耳垂后方,当乳突与下颌角之间的凹陷处。

地仓：在面部,口角外侧,上直对瞳孔。

颊车：在下颌角前上方约1横指,按之凹陷处,当咀嚼时咬肌隆起最高点处。

(图11-1～图11-6)

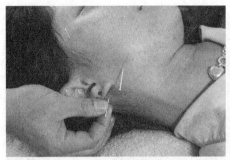

图 11-1　面瘫针之翳风、颊车

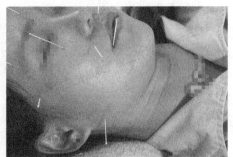

图 11-2　面瘫针之地仓、颊车

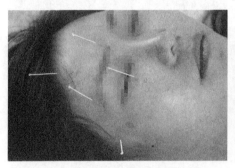

图 11-3　面瘫针之攒竹、丝竹空

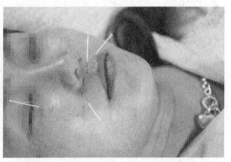

图 11-4　面瘫针之迎香、禾髎、人中

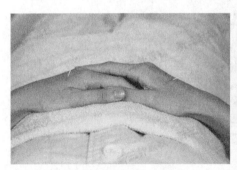

图 11-5　面瘫针之合谷

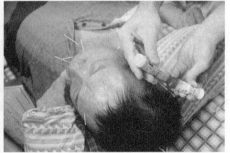

图 11-6　面瘫针之加灸法

九、突三针

水突:在颈部,当人迎穴与气舍穴连线的中点,胸锁乳突肌的前缘。

扶突:在结喉旁约3寸,当胸锁乳突肌的胸骨头与锁骨头之间。

天突:当前正中线上,胸骨上窝中央。

(图12)

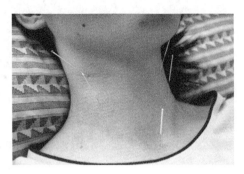

图 12 突三针

十、颈三针

天柱:在颈部,斜方肌外缘之后发际凹陷中,约在后发际正中旁开 1.3 寸。

百劳:在大椎直上 2 寸,左右各旁开 1 寸。

大杼:在背部,当第 1 胸椎棘突下,旁开 1.5 寸。

(图 13-1、图 13-2)

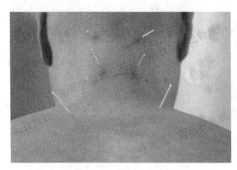

图 13-1 颈三针

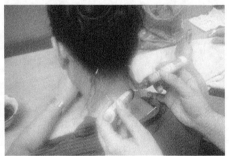

图 13-2 颈三针之灸法

十一、背三针

大杼:在背部,当第 1 胸椎棘突下,旁开 1.5 寸。

风门:在背部,当第 2 胸椎棘突下,旁开 1.5 寸。

肺俞:在背部,当第 3 胸椎棘突下,旁开 1.5 寸。

(图 14-1、图 14-2)

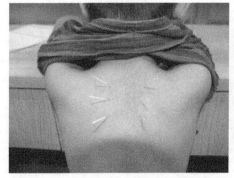

图 14-1　背三针

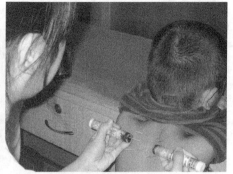

图 14-2　背三针之加灸法

十二、肩三针

肩Ⅰ针：肩中穴，在肩峰下的凹陷中。

肩Ⅱ针：肩前穴，在第一针的前方旁开约 2 寸处，也就是肩关节前凹陷处。

肩Ⅲ针：肩后穴，在第一针的后方旁开约 2 寸处，也就是肩关节后凹陷处。

（图 15-1 ~ 图 15-7）

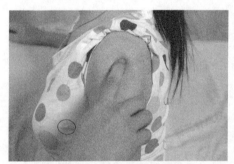

图 15-1　肩三针之肩中穴探穴

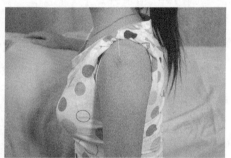

图 15-2　肩三针之肩中穴

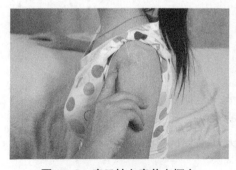

图 15-3　肩三针之肩前穴探穴

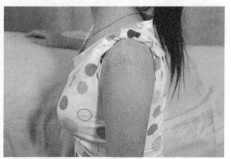

图 15-4　肩三针之肩前穴

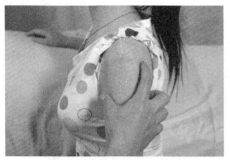

图 15-5 肩三针之肩后穴探穴

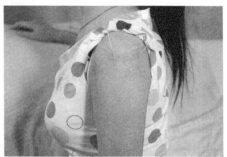

图 15-6 肩三针之肩后穴

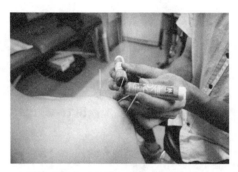

图 15-7 肩三针之加灸法

十三、腰三针

肾俞:在腰部,当第 2 腰椎棘突下,旁开 1.5 寸。

大肠俞:在腰部,当第 4 腰椎棘突下,旁开 1.5 寸。

委中:在腘横纹中点,当股二头肌肌腱与半腱肌肌腱的中间。

(图 16-1、图 16-2)

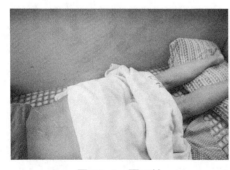

图 16-1 腰三针

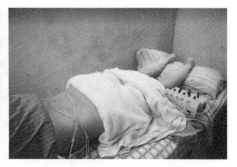

图 16-2 腰三针之电针法

十四、坐骨针

坐骨点:臀沟尽头水平,离后正中线旁开约3寸处。

委中:腘横纹中点,当股二头肌肌腱与半腱肌肌腱的中间。

昆仑:外踝尖与跟腱之间的凹陷处。

（图17-1～图17-5）

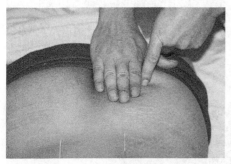

图17-1　坐骨针之坐骨点探穴

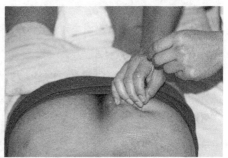

图17-2　坐骨针之坐骨点针法1

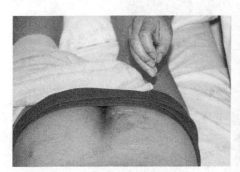

图17-3　坐骨针之坐骨点针法2

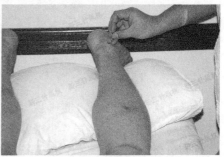

图17-4　坐骨针之昆仑

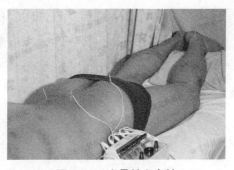

图17-5　坐骨针之电针

十五、膝三针

膝眼(犊鼻):屈膝,髌韧带两侧凹陷中。

梁丘:屈膝,在髂前上棘与髌骨外上缘连线上,髌骨外上缘上 2 寸。

血海:屈膝,在髌骨内上缘上 2 寸,当股四头肌内侧头的隆起处。

(图 18-1 ~ 图 18-4)

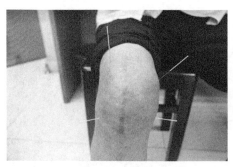

图 18-1　膝三针

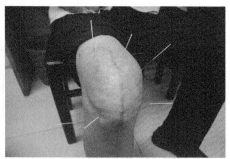

图 18-2　膝三针之加鹤顶、阳陵泉穴

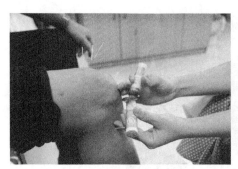

图 18-3　膝三针之加灸法

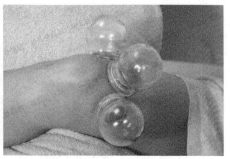

图 18-4　膝三针之拔罐

十六、踝三针

解溪:足背踝关节横纹中央凹陷处,当踇长伸肌腱与趾长伸肌腱之间。

昆仑:足部外踝后方,当外踝尖与跟腱之间的凹陷处。

太溪:内踝高点与跟腱后缘连线的中点凹陷处。

(图 19-1 ~ 图 19-5)

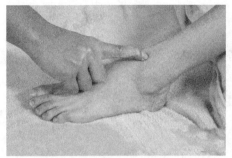

图 19-1　踝三针之解溪穴探穴

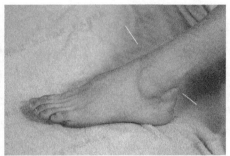

图 19-2　踝三针之解溪、昆仑

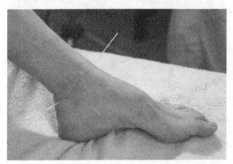

图 19-3　踝三针之太溪

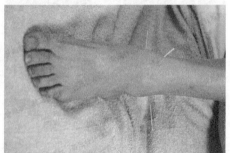

图 19-4　踝三针

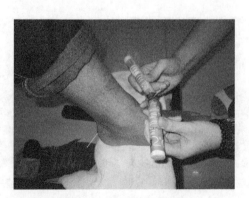

图 19-5　踝三针之加灸法

十七、痿三针

【上肢痿三针】

曲池：屈肘成直角，在肘横纹外侧端与肱骨外上髁连线中点。

合谷：在手背，第1、2掌骨间，当第2掌骨桡侧的中点处。

尺泽：在肘横纹中，肱二头肌腱桡侧凹陷处。

【下肢痿三针】

足三里:屈膝,犊鼻下3寸,胫骨前嵴外1横指处。

三阴交:内踝尖上3寸,胫骨内侧面后缘。

太溪:内踝高点与跟腱后缘连线的中点凹陷处。

(图20-1、图20-2)

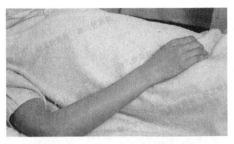 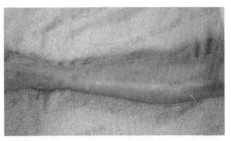

图20-1 痿三针之上肢痿三针　　　　图20-2 痿三针之下肢痿三针

十八、褐三针

颧髎:在面部,当目外眦直下,颧骨下缘凹陷处。

太阳:在颞部,当眉梢与目外眦之间,向后约1横指的凹陷处。

下关:在耳屏前,下颌骨髁状突前方,当颧弓与下颌切迹所形成的凹陷中。合口有孔,张口即闭,宜闭口取穴。

(图21)

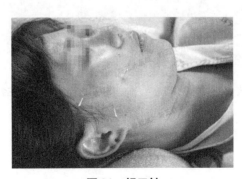

图21 褐三针

十九、挛三针

【上肢挛三针】

极泉:腋窝正中,腋动脉搏动处。

尺泽：在肘横纹中,肱二头肌腱桡侧凹陷处。

内关：腕横纹上2寸,掌长肌腱与桡侧腕屈肌腱之间。

【下肢挛三针】

鼠蹊：冲门外上方,腹股沟中。

阴陵泉：胫骨内侧髁下方凹陷处。

三阴交：内踝尖上3寸,胫骨内侧面后缘。

(图22-1～图22-4)

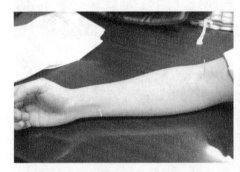

图22-1　上肢挛三针之内关、尺泽

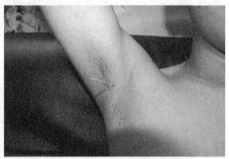

图22-2　上肢挛三针之极泉

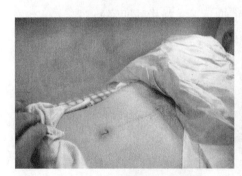

图22-3　下肢挛三针之鼠蹊

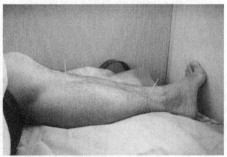

图22-4　下肢挛三针之阴陵泉、三阴交

第二节　内景三针

一、乳三针

乳根：在第5肋间隙,当乳头直下,前正中线旁开4寸。

膻中：前正中线上,平第4肋间隙;或两乳头连线与前正中线的交点处。

肩井：肩上,大椎穴与肩峰连线的中点。

(图23-1～图23-4)

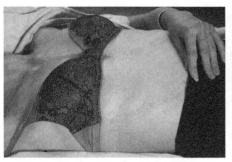

图 23-1　乳三针之乳根

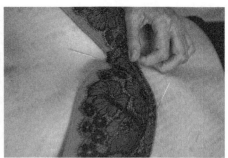

图 23-2　乳三针之膻中

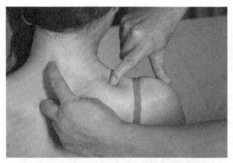

图 23-3　乳三针之肩井穴探穴

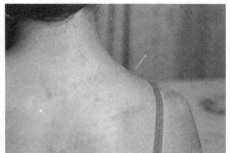

图 23-4　乳三针之肩井

二、胃三针

中脘:上腹部,前正中线上,当脐中上 4 寸。

内关:腕横纹上 2 寸,掌长肌腱与桡侧腕屈肌腱之间。

足三里:屈膝,犊鼻下 3 寸,胫骨前嵴外 1 横指处。

(图 24-1 ~ 图 24-3)

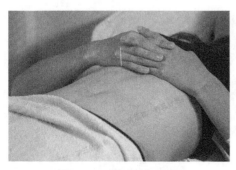

图 24-1　胃三针之中脘

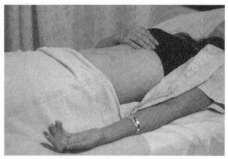

图 24-2　胃三针之内关

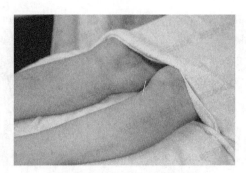

图 24-3　胃三针之足三里

三、肠三针

天枢:腹中部,平脐左右各旁开 2 寸。

关元:腹部,当脐中下 3 寸。

上巨墟:在犊鼻穴下 6 寸,足三里穴下 3 寸。

(图 25-1 ~ 图 25-4)

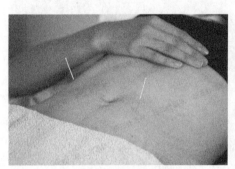

图 25-1　肠三针之天枢

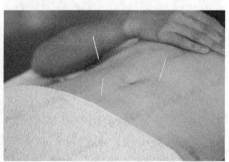

图 25-2　肠三针之天枢、关元

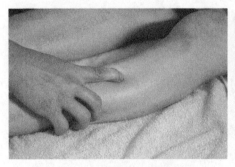

图 25-3　肠三针之上巨虚穴探穴

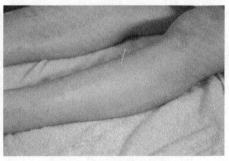

图 25-4　肠三针之上巨虚

四、胆三针

日月:乳头直下,第7肋间隙。

期门:乳头直下,第6肋间隙,前正中线旁开4寸。

阳陵泉:腓骨小头前下方凹陷中。

(图26-1～图26-3)

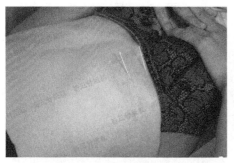

图26-1　胆三针之期门、日月

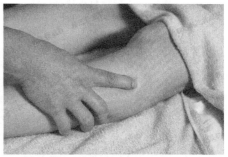

图26-2　胆三针之阳陵泉穴探穴

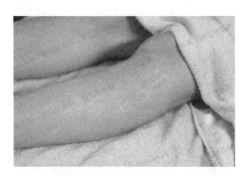

图26-3　胆三针之阳陵泉

五、尿三针

关元:腹部,当脐中下3寸。

中极:前正中线上,脐中下4寸。

三阴交:内踝尖上3寸,胫骨内侧面后缘。

(图27-1～图27-5)

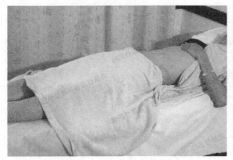

图 27-1　尿三针之体位

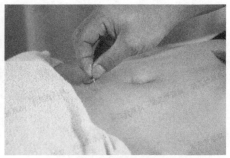

图 27-2　尿三针之关元

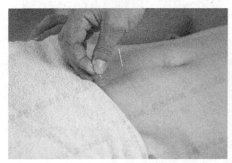

图 27-3　尿三针之中极

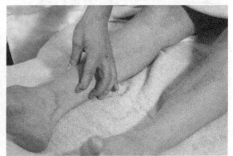

图 27-4　尿三针之三阴交穴探穴

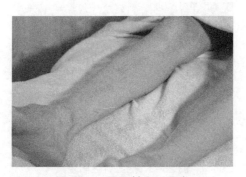

图 27-5　尿三针之三阴交

六、脂三针

内关:腕横纹上 2 寸,掌长肌腱与桡侧腕屈肌腱之间。

足三里:屈膝,犊鼻下 3 寸,胫骨前嵴外 1 横指处。

三阴交:内踝尖上 3 寸,胫骨内侧面后缘。

(图 28-1 ~ 图 28-3)

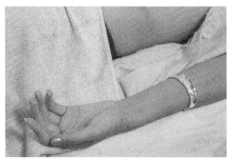

图28-1　脂三针之内关

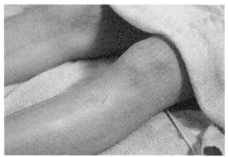

图28-2　脂三针之足三里

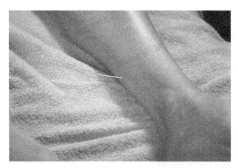

图28-3　脂三针之三阴交

七、肥三针

中脘:上腹部,前正中线上,当脐中上4寸。

带脉:侧腹部,第11肋骨游离端直下平肚脐处。

足三里:屈膝,犊鼻下3寸,胫骨前嵴外1横指处。

(图29-1~图29-4)

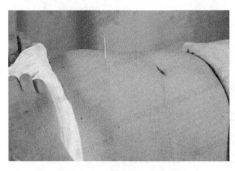

图29-1　肥三针之中脘

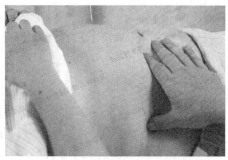

图29-2　肥三针之带脉穴探穴

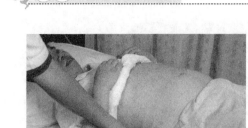
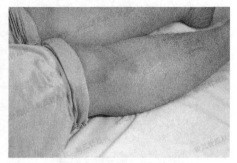

图 29-3　肥三针之带脉　　　　图 29-4　肥三针之足三里

第三节　调阴阳三针

一、痫三针

内关：腕横纹上 2 寸，掌长肌腱与桡侧腕屈肌腱之间。
申脉：外踝直下方凹陷中。
照海：内踝高点正下缘凹陷处。
（图 30-1、图 30-2）

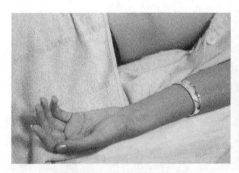
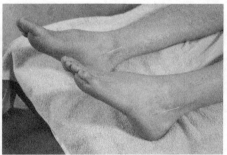

图 30-1　痫三针之内关　　　　图 30-2　痫三针之申脉、照海

二、手三针

合谷：在手背，第 1、2 掌骨间，当第 2 掌骨桡侧的中点处。
曲池：屈肘成直角，在肘横纹外侧端与肱骨外上髁连线中点。
外关：在腕背横纹上 2 寸，桡骨与尺骨正中间。
（图 31）

三、足三针

足三里:屈膝,犊鼻下3寸,胫骨前嵴外1横指处。

三阴交:内踝尖上3寸,胫骨内侧面后缘。

太冲:在足背,第1、2跖骨结合部之前凹陷中。

(图32)

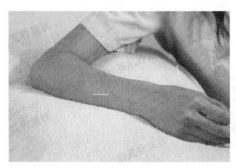

图31 手三针 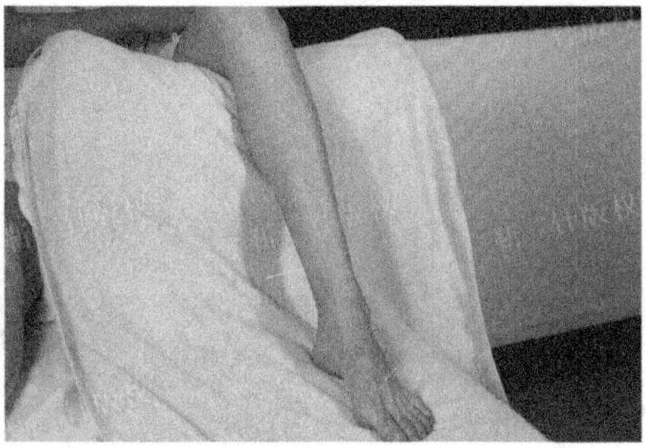　　　　　　　　　　图32 足三针

四、阴三针

关元:腹部,当脐中下3寸。

归来:下腹部,当脐中下4寸,前正中线旁开2寸。

三阴交:内踝尖上3寸,胫骨内侧面后缘。

(图33-1、图33-2)

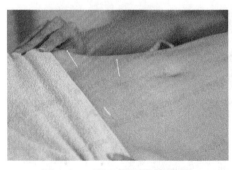

图33-1 阴三针之关元、归来 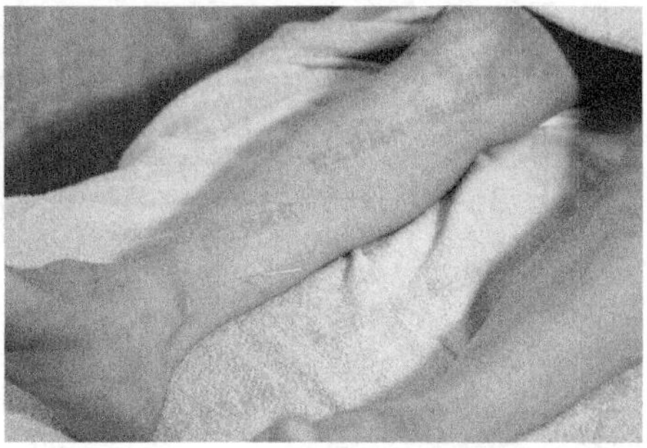　　　图33-2 阴三针之三阴交

五、阳三针

关元:腹部,当脐中下3寸。

肾俞:第2腰椎棘突下,旁开1.5寸。

气海:下腹部,当脐中下 1.5 寸。

(图 34–1 ~ 图 34–3)

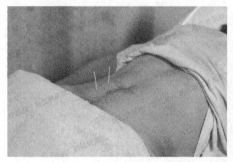

图 34–1 阳三针之关元、气海

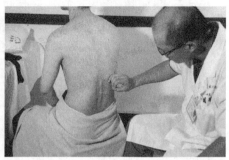

图 34–2 阳三针之肾俞

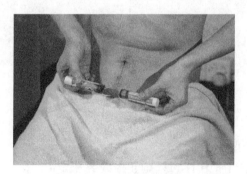

图 34–3 阳三针之针后加灸

六、眠三针

四神针:百会前后左右旁开 1.5 寸。

三阴交:内踝尖上 3 寸,胫骨内侧面后缘。

内关:腕横纹上 2 寸,掌长肌腱与桡侧腕屈肌腱之间。

(图 35–1 ~ 图 35–3)

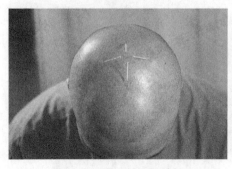

图 35–1 眠三针之四神针

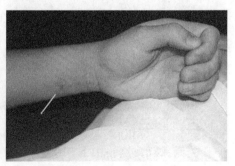

图 35–2 眠三针之内关

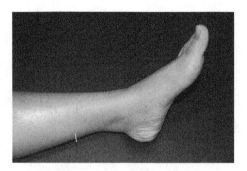

图35-3 眠三针之三阴交

第四节 调神穴组

一、四神针

四神Ⅰ针(前顶):在头部,百会前1.5寸。
四神Ⅱ针(后顶):在头部,百会后1.5寸。
四神Ⅲ针:在头部,百会向左旁开1.5寸。
四神Ⅳ针:在头部,百会向右旁开1.5寸。
(图36-1、图36-2)

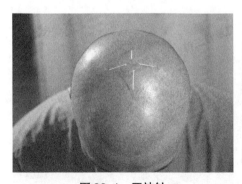

图36-1 四神针

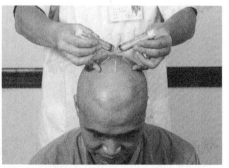

图36-2 四神针后加灸法

二、智三针

智Ⅰ针(神庭):在头部,当前发际正中直上0.5寸。
智Ⅱ针、智Ⅲ针(双侧本神):在头部,当神庭与头维穴(头侧部,额角发际上0.5寸,头正中线旁开4.5寸)连线的内2/3与外1/3的交点处。
(图37-1、图37-2)

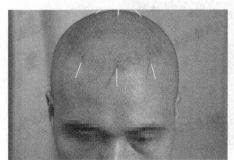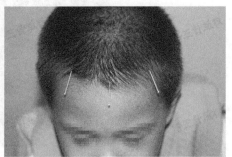

图37-1　智三针之成人　　　　　图37-2　智三针之儿童

三、颞三针

颞Ⅰ针:耳尖直上入发际2寸处。
颞Ⅱ针:颞Ⅰ针水平向前旁开1寸。
颞Ⅲ针:颞Ⅰ针水平向后旁开1寸。
（图38）

四、颞上三针

三针均在颞三针上1寸。
（图39）

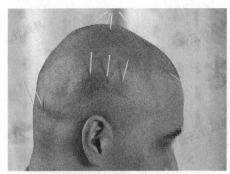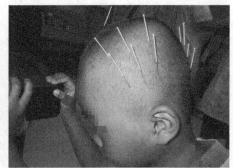

图38　颞三针　　　　　　　　图39　颞上三针

五、脑三针

脑户:在后头部正中,当枕外隆突上凹陷处。
脑空:在脑户穴左右各旁开2.25寸。
（图40）

六、脑上三针

三针均在脑三针上1寸。
（图41）

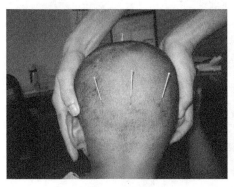
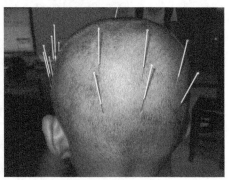

图40　脑三针　　　　　　　　　　　图41　脑上三针

七、定神针

定神 I 针：印堂直上0.5寸。
定神 II 针：左阳白（在前额部，当瞳孔直上，眉上1寸）直上0.5寸。
定神III针：右阳白（在前额部，当瞳孔直上，眉上1寸）直上0.5寸。
（图42）

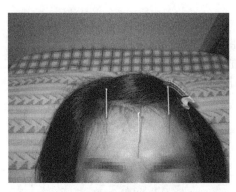

图42　定神针

八、手智针

劳宫：在手掌心，当第2、3掌骨之间，握拳屈指时中指尖对应处。
神门：腕横纹尺侧端，尺侧腕屈肌腱的桡侧凹陷处。

内关：腕横纹上2寸,掌长肌腱与桡侧腕屈肌腱之间。

(图43-1～图43-3)

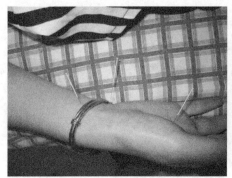
图43-1　手智针之平位

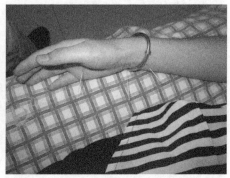
图43-2　手智针之休息位

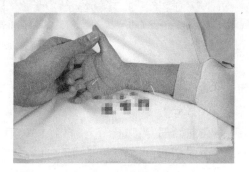
图43-3　手智针之儿童

九、足智针

涌泉：足趾跖屈时,约当足底(去趾)前1/3凹陷处。

泉中：足趾关节与足跟连线中点。

泉中内：从泉中旁开8分～1寸。

(图44)

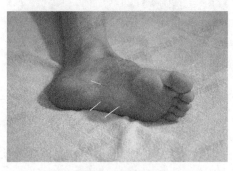
图44　足智针

十、闭三针

十宣：手十指尖端，距指甲游离缘0.1寸，左右共十穴。

涌泉：足趾跖屈时，约当足底（去趾）前1/3凹陷处。

人中：在人中沟的上1/3与下2/3交点处。

（图45-1 ~ 图45-3）

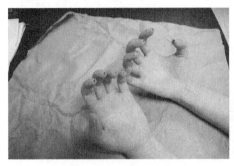

图45-1 闭三针之十宣

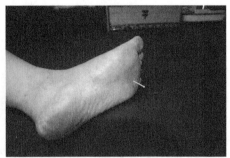

图45-2 闭三针之涌泉

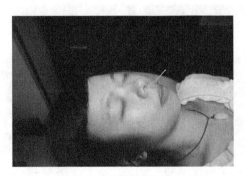

图45-3 闭三针之人中

十一、脱三针

百会：在头顶，当头部正中线与两耳尖连线的交点处。

神阙：脐窝中央。

人中：在人中沟的上1/3与下2/3交点处。

（图46-1、图46-2）

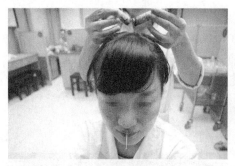

图 46-1　脱三针之灸百会、刺人中

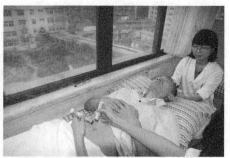

图 46-2　脱三针之灸百会、神阙

十二、启闭针

隐白:足大趾内侧趾甲根角旁0.1寸。

听宫:在面部,耳屏的前方,下颌骨髁状突的后方,张口时呈凹陷处。

人中:在人中沟的上1/3与下2/3交点处。

(图47-1、图47-2)

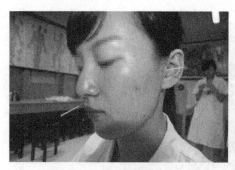

图 47-1　启闭针之听宫、人中

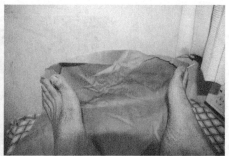

图 47-2　启闭针之隐白

十三、老呆针

百会:在头顶,当头部正中线与两耳尖连线的交点处。

人中:在人中沟的上1/3与下2/3交点处。

涌泉:足趾跖屈时,约当足底(去趾)前1/3凹陷处。

(图48-1、图48-2)

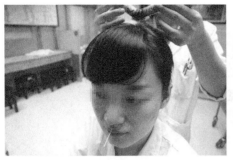

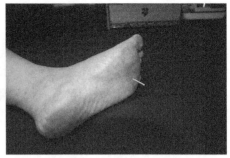

图48-1　老呆针之灸百会、刺人中　　　　图48-2　老呆针之涌泉

十四、颞三针

四神针：百会前后左右旁开1.5寸。

四关：合谷和太冲穴。合谷穴在手背，第1、2掌骨间，当第2掌骨桡侧的中点处；太冲在足背，第1、2跖骨结合部之前凹陷中。

风池：胸锁乳突肌与斜方肌上端之间的凹陷中，平风府穴。

（图49-1～图49-3）

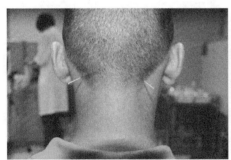

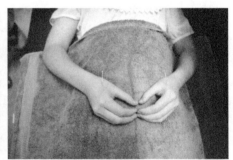

图49-1　颞三针之风池　　　　　图49-2　颞三针之四关（合谷）

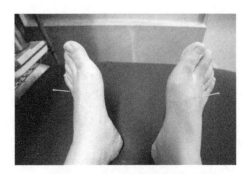

图49-3　颞三针之四关（太冲）

十五、疲三针

四神针:百会前后左右旁开1.5寸。

足三里:屈膝,犊鼻下3寸,胫骨前嵴外1横指处。

内关:腕横纹上2寸,掌长肌腱与桡侧腕屈肌腱之间。

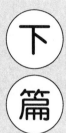

下篇

靳三针疗法临床应用

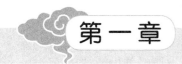

第一章

成 人 脑 病

靳三针治疗成人脑病,最常见的有中风后遗症、老年性痴呆、颤证和痉证、郁证、眩晕、癫狂痫证,这些疾病均与脑有关。中风的"风"指的是人体的内风和外风,其发生是由于经脉之气逆乱,扰乱神明和清窍,或正气不足,感受外邪。老年性痴呆主要由髓海空虚、肾精不足所致。颤证由肝风内动,筋脉失养,肾虚髓减,脑髓不充所致;痉证由阴血不足,肝失濡养,筋脉刚劲太过,失却柔和之性所致,往往伴有热陷心包,逆乱神明。郁证多与情志有关,由肝失疏泄,气机郁滞所致;肝属木,心属火,木生火,郁证亦应从心而论,与心神密切相关。眩晕是由于气血无法上升于脑所致。癫狂痫证是由于阴阳失调,心神错乱所致。因此,对于该类疾病的治疗首先要注重治脑与调神,同时应结合经络、脏腑辨证选经选穴加以施治。

第一节 中风后遗症

【概念】

中风是以不省人事,和(或)口眼歪斜,语言不利,半身不遂为主症的病证。中风后遗症是指中风发病6个月以后,仍遗留不同程度的口眼歪斜,语言不利,半身不遂等。本病相当于西医学脑血管意外(脑卒中)后遗症范畴,包括缺血性卒中和出血性卒中后引起的一系列病症。

【中医辨证要点】

经络辨证:手足内收者为阴急阳缓,手足外翻者为阳急阴缓,软瘫者为阴阳俱虚。

脏腑辨证:伴头晕胀痛,耳鸣,面红,目赤肿痛,急躁易怒,口苦口干,舌红苔黄,脉弦数者为肝阳上亢;伴精神萎靡,失眠多梦,胁隐痛,腰膝酸软,舌红苔少,脉弦细数者为肝肾不足;伴大便溏薄,完谷不化,面色萎黄,神疲倦怠,舌淡苔白,脉细弱者为脾胃虚弱;伴畏寒肢冷,头晕耳鸣,视物昏花,心悸气短,手足麻木,失眠多梦,健忘,舌淡苔白,脉细弱者为气血不足。

【选穴及补泻手法】

主穴:颞三针、脑三针、四神针、足智针。

分经辨证配穴:阴急阳缓者应泻阴经补阳经,上肢取阴经的尺泽、内关穴行泻法,取阳经的曲池、外关、合谷穴行补法,下肢取阴经的太冲穴行泻法,取阳经的足三里、阳陵泉、解溪穴行补法。阳急阴缓者应泻阳经补阴经,上肢取曲池、外关、合谷穴行泻法,取太渊、神门穴行补法,下肢取阳陵泉、悬钟、昆仑穴行泻法,取足三里、三阴交穴行补法。阴阳俱虚者应阴阳同补,以补背俞穴为主,并补气海、关元穴,针后加灸或温和灸。

脏腑辨证配穴:肝阳上亢者泻太冲、行间穴,肝肾不足者补太冲、太溪穴,脾胃虚弱者补足三里穴,气血不足者取关元、气海、归来穴行艾灸补法。

头部穴位一般留针1小时,每隔5~10分钟行捻转飞法1次。补泻主要在五输穴上,泻法不过三,补法必过六(即在一次治疗中,同一个穴位上行泻法不超过三次,行补法一定要超过六次)。

【取穴要点及入针方法】

中风后遗症患者常坐轮椅来就诊,此时不必搬动患者,以其舒适为度,最佳体位是坐位(坐在轮椅上);当然,步行就诊者亦可采取仰卧位。一般选用1寸毫针针刺,针后加灸的穴位(例如四神针、关元、气海穴等)亦可选用1.5寸毫针,以防烫伤。

头部取穴尽量让受术者剪短发,既便于针刺前定位,又可避免出针时漏针。

颞三针:针刺时先扎颞Ⅰ针,再扎颞Ⅱ针、颞Ⅲ针。施术者左手折受术者的耳廓向前,右手食指、中指、无名指自然屈曲,取颞Ⅰ针时,中指在耳尖直上2寸处揣穴,取颞Ⅱ针、颞Ⅲ针时,食指、无名指分别在颞Ⅰ针水平向前、后各旁开1寸处揣穴。用酒精棉球消毒后,施术者手持针柄,将针尖置于受术者的颞Ⅰ针穴位上,向上拖动针身2~3分,两神合一。避开显露的头部静脉,针身与皮肤呈45°斜刺入针,快速捻转透皮后,扳平针身,使针尖垂直向下,平刺缓慢进针,察言观色。针下应无阻力感,若感到针下有阻力,或受术者表情痛苦,则可能扎中骨膜或血管,应将针身稍微退出,调整方向,重新进针,得气为度。颞Ⅱ针、颞Ⅲ针入针方法同颞Ⅰ针。颞三针入针完毕后,3支毫针应在同一水平线上,针间距离相等。

脑三针:针刺时先扎脑户穴,再扎脑空穴。施术者左手掌心向着受术者额头,轻扶固定,右手食指在受术者后发际正中上0.5寸的凹陷处探及哑门穴后,在哑门穴直上3寸处垂直向下寻穴,约在哑门穴直上2.5寸处可触及枕外隆突上的凹陷,此处即为脑户穴。用酒精棉球消毒后,施术者手持针柄,将针尖置于受术者的脑户穴上,向上拖动针身2~3分,两神合一。针身与皮肤呈45°斜刺入针,快速捻转透皮后,扳平针身,使针尖垂直向下,平刺缓慢进针。若针下有阻力感,则可能扎中骨膜或血管,应将针身稍微退出,调整方向,重新进针,得气为度。取脑空穴时,施术者左手轻扶固定受术者额头,右手在受术者胸锁乳突肌与斜方肌上端之间平风府穴的凹陷中探及风池穴后,在风池穴直上2.5寸处垂直向下寻穴,约在风池穴直上2寸处可触及一凹陷,此处即为脑空穴。入针方法同脑户穴。脑三针入针完毕后,3支毫针应在同一水平线上,针尖距离相等。

四神针:施术者先正视受术者的印堂穴,印堂穴直上入前发际3.5寸(即距离百会穴1.5寸)的凹陷处为前顶穴(四神Ⅰ针)。用酒精棉球消毒后,施术者手持针柄,针尖向前发际方向,置于受术者的前顶穴上,向百会方向拖动针身2~3分,两神合一,斜刺进针,快速捻转透皮后,缓慢进针,得气为度。后顶穴(四神Ⅱ针)在后正中线上,与百会穴的距离同前顶穴,针刺时针尖向后发际方向,入针方法同前顶穴。四神Ⅲ针和四神Ⅳ针在百会穴左右各旁开1.5寸处,针刺时针尖向各自本侧的耳尖,入针方法同前顶穴。四神针入针完毕后,4支毫针的针柄往往靠在一起,呈尖塔状。

足智针:施术者用左手固定足弓,右手持针柄,并用针柄点探涌泉穴,即足趾跖屈时,足趾关节与足跟连线的前1/3凹陷处,然后掉转针尖方向,使其垂直于足底皮肤,置于穴位上,两神合一,快速捻转透皮后,针尖向太冲穴方向,缓慢进针3~5分,得气为度。泉中穴在足趾关节与足跟连线的中点上,方向为直刺,入针方法同涌泉穴。泉中内穴在泉中穴与内踝前下方凹陷处的连线上,当泉中穴旁开0.8~1寸处,针刺时针尖稍向足心方向,入针方法同涌泉穴。

【临床体会】

颞三针位于颞部,是少阳经分布的区域,针刺可鼓舞少阳升发之机。颞三针在解剖上与大脑颞叶相对应,颞叶与肢体运动功能关系密切,故针刺颞三针有利于患肢的康复。为了避免针刺耐受,常选取颞上三针与颞三针交替进行。针刺颞上三针时,常以1.5寸针向颞三针方向透刺。脑三针在解剖上与小脑相对应,小脑与人体的平衡、技巧、五官的功能关系密切,针刺脑三针有利于语言不利、口眼歪斜的康复。四神针位于巅顶,是调神最常用的穴组之一。根据经络学说中的"头上有病足下取",常选取足智针来治疗脑病。针刺时,深度越浅,针感往往越强,故针刺深度以3~5分为宜。

由于久病必郁,临床上常可见中风后抑郁的患者,治疗上应重视调神(详见上篇第二章第四节——"靳三针"治神调神特色)。此外,配合中药及康复训练治疗本病,效果更佳。

第二节 老年性痴呆

【概念】

老年性痴呆为慢性进行性精神衰退的疾病。中医无此病名,从临床特点上看,可属"虚劳"范畴。

【中医辨证要点】

本病以脏腑辨证为主,临床所见以髓海空虚、肾精不足较多。

表情呆滞,耳聋,健忘,视物模糊,发白齿落,或卧床不起,二便失调,舌淡苔薄,脉沉细弱者为肾精亏虚。表情呆滞,记忆健忘,头晕,四肢乏力,面色㿠白,怯冷蜷卧,唇爪无华,舌淡,脉细者为气血亏虚。时而表情淡漠,时而烦躁易怒,头痛且胀,面色潮红,少寐不安,耳鸣遗忘,舌红,脉弦者为肝阳上亢。形体肥胖,头目眩晕,大便溏泄,四肢倦怠而微浮肿,嗜睡,脘痞欲呕,舌苔厚腻,脉滑者为脾虚痰阻。

【选穴及补泻手法】

主穴:四神针、脑三针、颞三针、智三针、足智针。

配穴:肾精亏虚者,取太溪、太冲、绝骨、肾俞穴行补法。气血亏虚者,取脾俞、肾俞、足三里、关元穴行补法。肝阳上亢者,取合谷、太冲穴行导气同精法(又称"开四关")。脾虚痰阻者,取脾俞、胃俞、足三里穴行补法,丰隆穴行导气同精法。

头部穴位以留针为主,方法同中风后遗症。补泻手法以补为主,针刺补法主要在五输穴上进行,艾灸补法主要在背俞穴和募穴上进行。

【取穴要点及入针方法】

最佳体位为坐位。头部穴位、太溪、太冲、脾俞、胃俞穴选用1寸毫针,肾俞、足三里、关元、丰隆穴选用1.5寸毫针,其中关元穴选用1.5寸毫针并非深刺之意,而是针后加灸,以防烫伤。

智三针:针刺时先扎神庭穴,再扎本神穴。施术者手持针柄,正视受术者的印堂穴,沿印堂穴直上,在入前发际0.5寸处,先以针柄探穴,用酒精棉球消毒后,掉转针尖方向,将其置于穴位上,两神合一,斜刺入针,快速捻转透皮后,缓慢向上沿皮平刺3~5分,察言观色,得气为度。第一针将前发际平均分为左右两段,在神庭穴左右两边,在目测前发际的外1/3点处,探及本神穴,入针方法同神庭穴。智三针入针完毕后,3支针应均匀分布于前发际的左1/6点至右1/6点上,呈与前发际相平行的弧度。

四神针、脑三针、颞三针、足智针详见本章第一节——中风后遗症。

【临床体会】

老年性痴呆以虚为本,病位在脑,所以选择头部的穴位以及"头上有病足下取"的足智针为主穴。临床上以肾精亏虚者多见,故应注重补肝经、肾经的原穴——太冲、太溪穴;髓海空虚,故悬灸髓会绝骨穴,临床上常取该穴作为老年保健常用穴。大小便失禁者可灸尿三针、阴三针和阳三针。嘱患者回家定时自灸四神、气海、关元、肝俞、肾俞和命门穴,如医生周一、三、五出诊,患者周二、四、六回家自灸,可保持治疗不间断。

本病治疗需家属配合,不要让老年人独居暗室,多陪其外出见阳光、散步、语言交流,可进行一些需手眼配合的集体活动,如太极拳、老年健美操等。同时配合中药和西药治疗,疗效更佳。

带头针活动的方法更加有效,具体操作方法:按上述针灸方法治疗后,除去肢体上的毫针,保留头部穴组(如四神针、脑三针、颞三针、智三针),在家人的陪伴下漫步并交谈30分钟后出针。

第三节 颤证和痉证

【概念】

颤证是指由内伤积损或其他慢性病证致筋脉失荣失控,以头身肢体不自主地摇动、颤抖为主要临床表现的一种病证。古代又称"颤振"、"振掉"。常见于西医某些锥体外系疾病所致的不随意运动,如震颤麻痹、舞蹈病、手足徐动症等。

痉证是指由于筋脉失养所引起的以项背强急,四肢抽搐,甚至角弓反张为主要特征的一种病证。古代又称"痉"。常见于西医锥体外系疾病、高肌张力综合征和与脑膜刺激征有关的病症。

【中医辨证要点】

颤证首当辨虚实,以脏腑辨证为主。肢体颤动粗大,程度较重,不能自制,眩晕耳鸣,面赤烦躁,易激动,心情紧张时颤动加重,伴有肢体麻木,口苦而干,语言迟缓不清,流涎,尿赤,大便干,舌红苔黄,脉弦者为风阳内动。头摇肢颤,面色㿠白,表情淡漠,神疲乏力,动则气短,心悸健忘,眩晕,纳呆,舌体胖大,舌淡红,苔薄白滑,脉沉濡无力或沉细弱者为气血亏虚。头摇肢颤,筋脉拘挛,畏寒肢冷,四肢麻木,心悸懒言,动则气短,自汗,小便清长或自遗,大便溏,舌淡苔薄白,脉沉迟无力者为阳气虚衰。痉证以经络辨证为主。手足内收者为阴急型,手足外翻或角弓反张者为阳急型。

【选穴及补泻手法】

主穴:四神针、脑三针、颞三针。

颤证加颤三针,痉证加挛三针。

配穴:①颤证:风阳内动者取阳陵泉穴行导法,取太溪穴行补法;气血亏虚者取气海、膈俞、足三里穴行补法;阳气虚衰者取命门、气海穴行补法。②痉证:上肢阴急型者,取上肢挛三针行泻法;下肢阴急型者,取下肢挛三针和照海穴行泻法。上肢阳急型者,取手三针行泻法;下肢阳急型者,取风市、阳陵泉、申脉穴行泻法。四关穴行导气同精法。

【取穴要点及入针方法】

最佳体位为坐位。风池、极泉穴选用 1.5 寸毫针,其他穴位选用 1 寸毫针。

风池:施术者左手掌心向着受术者额头,轻扶固定,右手食指在受术者后发际正中上 1 寸的凹陷处可探及风府穴,再摸到胸锁乳突肌与斜方肌上端之间平风府穴的凹陷处,即为风池穴。用酒精棉球消毒后,右手持针柄,将针尖置于穴位上,两神合一,快速捻转透皮,缓慢进针,入针 2~3 分后,压低针柄往鼻尖方向,察言观色,入针 1~1.2 寸,得气为度。注意不能向中间深刺,否则容易刺中延髓。

合谷:受术者取休息体位,不要张开手掌,在第 1、2 掌骨之间,目测约当第 2 掌骨中点处为合谷穴。施术者手持针柄,用酒精棉球消毒穴位后,将针尖置于受术者皮肤上(注意避开显露的静脉),两神合一,快速捻转透皮后,缓慢直刺入针,得气为度。

太冲:施术者在受术者足背侧,当第 1 跖骨间隙的后方凹陷处探及太冲穴。用酒精棉球消毒穴位后,手持针柄,避开显露的静脉,将针尖置于穴位上,两神合一,快速捻转透皮,缓慢入针,得气为度。

极泉:受术者手臂抬起,从头部后方绕过,手指抓对侧耳。施术者以食指在其腋下正中探穴,动脉搏动处为极泉穴,用酒精棉球消毒穴位后,手持针柄,将针尖置于穴位上,两神合一,快速捻转透皮后,缓慢入针,不宜过快,否则易刺中动脉,入针深度以得气为度。

内关:由于内关穴在腕横纹上 2 寸的两筋之间,故受术者应取休息体位,才能暴露穴位,否则两筋扭曲,不利于取穴。用酒精棉球消毒穴位后,施术者手持针柄,避开显露的静脉,将针尖置于受术者的穴位上,两神合一,快速捻转透皮后,缓慢入针,得气为度。

尺泽:施术者在受术者肘横纹中,肱二头肌肌腱的桡侧凹陷处探及尺泽穴。用酒精棉球消毒穴位后,手持针柄,避开显露的静脉,将针尖置于受术者的穴位上,两神合一,快速捻转透皮后,缓慢入针,得气为度。

鼠蹊:受术者应暴露其腹股沟,故应在较为隐蔽处施术,以保护受术者隐私。施术者以食指在受术者冲门外上方的腹股沟中探穴,当股动脉搏动处为鼠蹊穴。用酒精棉球消毒穴位后,手持针柄,将针尖置于穴位上,两神合一,快速捻转透皮后,缓慢入针,不宜过快,否则易刺中动脉,入针深度以得气为度。

阴陵泉:嘱受术者屈膝,施术者在其胫骨内侧髁后下方的凹陷处探及阴陵泉穴。用酒精棉球消毒穴位后,手持针柄,将针尖置于受术者的穴位上,两神合一,快速捻转透皮后,缓慢入针,针下应无阻力感,否则可能刺中骨膜,此时应将针身稍退出,调整角度,重新入针,得气为度。

三阴交:施术者在受术者内踝上3寸,胫骨内侧后缘探及三阴交穴,此穴若入针稍靠前,易刺中骨膜,若稍靠后,易刺中足跟韧带。用酒精棉球消毒穴位后,手持针柄,将针尖置于受术者的穴位上,避开显露的静脉,两神合一,快速捻转透皮后,缓慢入针,针下应无阻力感,否则可能刺中骨膜或足跟韧带,此时应将针身稍退出,调整角度,重新入针,得气为度。

四神针、脑三针、颞三针详见本章第一节——中风后遗症。

【临床体会】

颤证治疗的关键在于风池穴的入针深度和行针,以及远端穴位的补泻。风池穴一定要深刺,留针时行捻转飞法及针后加灸法。颞三针中的四关穴,是合谷和太冲穴的总称,在四关穴上行导气同精法,有行气通关的作用,是治疗神志病的常用穴位。由于合谷和太冲穴下有血管分布,所以应按压出针。痉证的治疗中,补泻手法尤为重要,以泻为主。行泻法时,轻按重提,不必做大幅度的提插,以免刺中血管。本节多数穴位在动静脉附近,所以入针必须要慢,才不容易刺中血管,入针完毕后,动脉附近的穴位以动为佳。本病配合中药和西药治疗,疗效更佳。

第四节 郁 证

【概念】

郁证是郁滞不得发越之证的总称,由情志不舒、气机郁滞所致,以心情抑郁,情绪不宁,胸部满闷,胁肋胀痛,或易怒易哭,或咽中如有异物梗塞等症为主要临床表现。包括了西医学中的神经衰弱、情感性精神抑郁症、反应性精神抑郁症、更年期综合征、癔症、咽异感症等范畴。

【中医辨证要点】

郁证辨证时应通过动静辨虚实,通过行为语言辨脏腑。以烦躁易怒为主要表现者,属气郁化火;以闷闷不乐为主要表现者,属心脾两虚;以心烦多梦为主要表现者,属阴虚火旺。

【选穴及补泻手法】

主穴:手智针、定神针、四关穴、四神针。

配穴:气郁化火者,取少府、行间行泻法。心脾两虚者,取神门、三阴交行补法。阴虚火旺者,取太溪行补法。

四关穴行导气同精法,劳宫穴行泻法,神门穴行补法。

【取穴要点及入针方法】

针刺时令受术者宽衣解带,采取坐位或仰卧位,选用1寸毫针。

劳宫:施术者在受术者手掌心,当第2、3掌骨之间偏于第3掌骨,握拳屈指时中指尖处探及劳宫穴。用酒精棉球消毒穴位后,手持针柄,将针尖置于受术者的穴位上,两神合一,快速捻转透皮后,缓慢入针,针下应无阻力感,否则可能刺中骨膜,此时应将针身稍退出,调整角度,重新入针,得气为度。

神门:受术者仰掌,施术者在其手腕关节手掌侧,尺侧腕屈肌腱的桡侧凹陷处探及神门穴。用酒精棉球消毒穴位后,手持针柄,将针尖置于受术者的穴位上,两神合一,快速捻转透皮后,缓慢入针,针下应无阻力感,否则可能刺中肌腱,此时应将针身稍退出,调整角度,重新入针,得气为度。

定神针:施术者正视受术者两眉头正中的印堂穴,用酒精棉球消毒后,手持针柄,将针尖置于受术者穴位上,两神合一,缓慢向上拖动针柄2~3分,快速捻转透皮后,缓慢入针,针尖约到达印堂穴的位置时,将针身稍向前倾斜,与皮肤呈约45°角,使针尖定在印堂穴上,做到有根有神。阳白穴入针方法同印堂穴。定神针入针完毕后,所有针身应垂直于面部,两个阳白穴高度、与印堂穴的距离应相等。

四神针详见本章第一节——中风后遗症,内关、四关穴详见本章第三节——颤证和痉证。

【临床体会】

郁证患者来访时,应做到"一视、二闻、三问"。首先,观察来访者的神志,尤其是眼神,郁证之人往往从眼神就能体现出来。其次,倾听来访者的语音,治疗郁证时,应保持安静、空气流通的环境。最后,注意保护来访者的隐私,与其交谈时不要有他人在场,最好是施术者与受术者一对一交谈。

手智针由劳宫、神门、内关穴组成,劳宫、内关穴是心包经穴位,心包代心受邪,劳宫穴是心包经的荥穴,荥主身热,意在泻心火,"心胸内关谋",故内关亦为主穴。神门是心经穴位,故选择手智针作为主穴,意在调患者心神。郁证的病机是肝气郁滞,故补泻手法应以导气同精法为主,选择四关穴行导法,以疏肝解郁。

郁证的发生是因为个体无法适应环境,其治疗离不开家庭和社会的帮助,家属应适当顺其气,先顺而导之,晓之以理,告之以道。此外,可结合中药和西药治疗,以增强疗效。

第五节 眩 晕

【概念】

眩即眼花,晕即头晕,眩晕是指患者所感到的自身或周围物体旋转的主观感觉,常伴有恶心、呕吐、耳鸣和出汗等一系列症状。本证包括西医学的耳源性眩晕、颈椎病性眩晕、神经源性眩晕和中毒性眩晕等。

【中医辨证要点】

本病辨证应先辨虚实。实证中症见眩晕耳鸣,头目胀痛,面红目赤,急躁易怒,口干口苦,舌红苔黄,脉弦数者为肝阳上亢;症见视物旋转,头重如裹,胸闷恶心,食少多寐,舌淡红,苔白腻,脉濡者为痰浊中阻。虚证中症见眩晕耳鸣,精神萎靡,失眠多梦,胁隐痛,腰膝酸痛,舌红苔少,脉弦细数者为肝肾不足;症见眩晕动则加剧,遇劳加重,畏寒肢冷,心悸气短,少寐健忘,舌淡苔白,脉细弱者为气血亏虚。

【选穴及补泻手法】

主穴:晕痛针、申脉、照海、定神针。

配穴:肝阳上亢者,取太冲、行间穴行泻法;痰浊中阻者,取丰隆、阴陵泉穴行导气同精法;肝肾不足者,取太冲、太溪、悬钟、三阴交穴行补法;气血亏虚者,取气海、脾俞、胃俞、足三里穴行补法。

头部穴位以留针为主,四神针留针时以艾条悬灸20分钟。实者泻申脉穴,虚者补照海穴。

【取穴要点及入针方法】

实证患者采取坐位,令其肢体放松,盘膝而坐,宽衣解带;虚证患者采取仰卧位,注意头部留出足够多的空间,以便施术,令其宽衣解带。丰隆、阴陵泉、气海、足三里穴选用1.5寸毫针(气海穴选用1.5寸针的用意在于针后加灸,以防烫伤),其他穴位选用1寸毫针。

太阳:施术者在受术者目锐眦后、与目锐眦在同一水平线上的凹陷处探穴,以食指按压之,受术者觉胀痛之处便为太阳穴。用酒精棉球消毒后,将针尖置于受术者穴位上,两神合一,快速捻转透皮后,缓慢入针,当入针2~3分时有阻力感,继续入针,则可感觉针尖如进入一个张开的穴位中,得气为度。

申脉:施术者在受术者外踝直下方的凹陷中(往往在靠近赤白肉际处入针针感最强)探及申脉穴,用酒精棉球消毒后,手持针柄,将针尖置于穴位上,以与皮肤呈45°的角度快速捻转透皮,入针1~2分后,扳平针身,平刺缓慢入针,察言观色,得气为度。

照海:施术者在受术者内踝尖下方的凹陷中(往往在靠近赤白肉际处入针针感最强)探及照海穴,用酒精棉球消毒后,手持针柄,将针尖置于穴位上,以与皮肤呈45°的角度快速捻转透皮,入针1~2分后,扳平针身,平刺缓慢入针,察言观色,得气为度。

四神针详见本章第一节——中风后遗症,定神针详见本章第四节——郁证。

【临床体会】

眩晕的发病是因为气血无法上升至脑,靳三针对于本病的治疗特色在于:重视脑部的灸法和远端五输穴的补泻。四神针可针后加灸,亦可出针后,取适量麝香涂于百会穴,取姜片1片,用针戳出若干小孔,置于百会穴上,施术者手持艾条熏之,注意与受术者的交流,当受术者感觉发烫的时候,施术者以手按之。灸法的用意在于引气血上脑。颈源性眩晕可取颈三针,针后加灸;耳源性眩晕可取耳三针,针后加灸。此外,眩晕的治疗离不开情志的调节,需要自身、家庭的协调。同时配合中药和西药治疗,可获得更好的疗效。

第六节 癫狂痫证

【概念】

癫狂痫证均为神志异常疾病。癫证指沉默痴呆,语无伦次,静而多笑;常见于西医学的抑郁症、强迫症、精神分裂症。狂证指喧扰不宁,狂言妄语,躁动打骂,动而多怒;常见于西医学的精神分裂症、狂躁症。痫证指发作性神志恍惚,或突然昏仆,口吐涎沫,两目上视,四肢抽搐,或口中如猪羊叫声,醒后如常人;常见于西医学的原发性癫痫和继发性癫痫,是大脑神经元异常放电所致的大脑功能紊乱的一种疾病。

【中医辨证要点】

癫证:精神抑郁,表情淡漠,沉默痴呆,时时太息,言语无序,或喃喃自语,多疑多虑,喜怒无常,秽洁不分,不思饮食,舌红苔腻而白,脉弦滑者为痰气郁结。神思恍惚,魂梦颠倒,心悸易惊,善悲欲哭,肢体困乏,饮食锐减,言语无序,舌淡,苔薄白,脉沉细无力者为心脾两虚。

狂证:起病先有性情急躁,头痛失眠,两目怒视,面红目赤,突发狂乱无知,不避亲疏,逾垣上屋,或毁物伤人,气力逾常,不食不眠,舌质红绛,苔多黄腻或黄燥而垢,脉弦大滑数者为痰火扰神。癫狂日久不愈,面色晦滞而秽,情绪躁扰不安,多言无序,恼怒不休,甚至登高而歌,弃衣而走,妄见妄闻,妄思离奇,头痛,心悸而烦,舌质紫黯,有瘀斑,少苔或薄黄苔干,脉弦细或弦涩者为痰热瘀结。癫狂久延,时作时止,势已较缓,妄言妄为,呼之已能自制,但有疲惫之象,寝不安寐,烦惋焦躁,形瘦,面红而秽,口干便难,舌尖红无苔,有剥裂,脉细数者为火盛伤阴。

痫证:痫证缓解期以脏腑辨证为主。肝痫以四肢抽搐、牙关紧闭、两目上视为主症;心痫以突然昏仆,不省人事为主症;脾痫以口吐白沫为主症;肺痫以喉中鸣叫为主症;肾痫以二便失禁为主症。

【选穴及补泻手法】

主穴:癫狂:四神针、定神针、手智针、申脉、照海、鬼哭、长强;

痫:痫三针、定神针、四神针。

配穴:①癫证:痰气郁结者取丰隆、太冲穴行导法;心脾两虚者取三阴交行补法。②狂证:痰火扰神者取丰隆行导法;痰热瘀结者取丰隆、曲池行泻法,三阴交行导法,膈俞行灸法;火盛伤阴者取太溪行补法。③痫证:肝痫者取太冲行导法,心痫者取神门行导法,脾痫者取太白行导法,肺痫者取太渊行导法,肾痫者取太溪行导法。

头部穴位以留针为主,每隔5~10分钟行捻转飞法一次,留针1小时。癫证者长强行艾灸补法,其中心脾两虚者补神门。狂证者长强针刺留针,其中痰火扰神、火盛伤阴者泻劳宫。鬼哭穴一般点刺出血,或艾灸鬼哭穴,令其大哭。

【取穴要点及入针方法】

针刺时采取坐位,选用1寸毫针。

鬼哭:鬼哭穴是指少商和隐白穴。施术者在受术者拇指桡侧距指甲根角旁0.1寸处探及少商穴,用酒精棉球消毒后,左手轻扶受术者的拇指,右手持针柄,将针尖靠近受术者穴位,迅速点刺出针,察言观色,用干棉球吸收刺出的血液。隐白穴在足大趾外侧趾甲根角旁0.1寸,刺法同少商穴。

长强:施术者在受术者尾骨尖下0.5寸,约当尾骨尖端与肛门连线的中点处探及长强穴,用酒精棉球消毒后,手持针柄,将针尖置于穴位上,两神合一,快速捻转透皮后,针尖朝肛门方向入针,得气为度。

四神针详见本章第一节——中风后遗症,内关穴见本章第三节——颤证和痉证,定神针、手智针详见本章第四节——郁证,申脉、照海穴见本章第五节——眩晕。

【临床体会】

癫狂痫证治疗时应保持环境安静。

痫证的发生是由于司日夜的阴阳跷脉失调,古人治疗痫证的经验有"日发申脉,夜发照海"的说法,故选择痫三针作为主穴。痫证发作时,不管是大发作还是小发作,都表现出眼神的变化,故选择定神针作为主穴。手法上,痫证以导气同精法为主,可在脏腑的原穴上行补泻,手法不宜过重。治疗时间的选取是很重要的。心痫者选心经当旺之午时(11~13点);肝痫者选肝经当旺之丑时(1~3点);脾痫者选脾经当旺之巳时(9~11点)。肺痫者选肺经当旺之寅时(3~5点);肾痫者选肾经当旺之酉时(17~19点)。配合五脏背俞穴、膈俞、腰俞、腰奇穴埋线治疗,以及中药、西药治疗,疗效更佳。

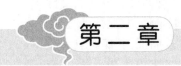

儿 童 脑 病

一、中医对小儿脑病的认识

小儿脑病包括脑性瘫痪、智力低下、自闭、多动等病,中医古代并没有脑性瘫痪、智力低下、自闭、多动等病名,根据其证候特点可将脑性瘫痪归于中医五迟、五软、五硬证范畴,表现为肌张力低下者属于痿证,智力低下严重者,属于痴呆;智力低下表现为动作发育迟缓为主,属于中医立迟、行迟范畴,少数伴有齿迟、发迟,以语言发育延缓者为主者,属中医语迟,以学习困难、社会适应不良及心理与情绪障碍为主者,属中医痴呆、呆病;自闭症在中医上属"童昏"、"语迟"、"清狂"、"无慧"、"胎弱"、"视无情"、"目无情"等范畴,病位在脑,表现为行为的异常及不同程度的智力障碍,在中医理论中属心神的病变;多动症属于中医学脏躁、躁动证的范畴,以多动、注意力不集中、参与事件能力差但智力基本正常为特点。

中医学认为"脑为元神之府"。所谓元神,从广义上说是人体生命活动的总称,从狭义上说是人体所表现的神志意识、知觉、运动等,小儿脑病则影响其智力、行为、感知觉及运动功能发育。

(一) 小儿脑病病因分析

小儿脑病病因复杂,可分先天因素和后天因素两类,而且以先天因素为主因。《育婴家秘》有言:"盖儿之生也,受气于父,成形于母……小儿所禀,全赖父母之余气,以长形质……"可见,父母遗传基因及体质与小儿的健康有密切关系。《千金》论曰:"儿在母腹中,受其精气,一月胚,二月胎,三月血脉,四月形体成,五月能动,六月筋骨成,七月毛发生,八月脏腑具,九月谷气入胃,十月诸神备而生……此是常足之法,不如此者,身不平尔",又云:"其周岁之间颅囟开解,具发未生,手足挛缩如鹤节,身体瘦瘠,或四、五岁不能行立,此皆受胎气之不足者也……大抵禀赋得中道为纯粹,阴阳得所,刚柔兼济,气血相和,百脉相顺,精备神全,脏腑充实,形体壮健"。可见小儿受胎气禀赋厚薄不同对其出生后生长发育密切相关。

除先天禀赋对胎儿的重要作用外,中医认为孕妇的精神、起居、饮食、用药等因素与胎儿关系密切。《全幼心鉴》云:"常见富贵之家,怀妊妇人居于奥室,饥则辛酸无所不食,饱则恣意坐卧,不劳力,不运动,是以胎气微弱,生子必软而多疾。若夫起居有常,饮食有节,使神全气和,受胎常安,生子必伟而少疾。"丹溪云:"儿之在胎,与母同体,得热则俱热,得寒则俱寒,病则俱病,安则俱安。"所以古代医家主张对孕妇进行特殊的护养,以保障胎儿的健康,并称之为"胎教"。孙思邈《千金方》有云:"旧说凡受胎三月,逐物变化,禀质未定。故妊娠三月,欲得观犀象猛兽珠玉宝物,欲得见贤人君子盛德大师,观礼乐钟鼓俎豆军旅陈设,焚烧名香,口诵诗书古今箴诫,居处简静,割不正不食,席不正不坐,弹琴瑟,调心神,和情性,节嗜欲。庶事清净,生子皆良,长寿忠孝、仁义聪惠,无疾,斯盖文王胎教者也。"

小儿脑病的后天因素有分娩难产、窒息缺氧、颅脑损伤出血,或患黄疸、脑炎、癫痫、惊风、外伤等损害心脑,或哺食养育不当,长期营养不良,缺乏教养,与外界接触过少等。

中医早在古代就对胎儿或因禀赋不足、或因邪气侵害、或因外伤、或因治疗不当所致产后病及其临床特征有了详细的描述。《千金》论曰:"夫初生一腊之内,天地八风之邪,岂能速害? 良由在胎之时,母失爱护,或劳动气血相干;或坐卧饥饱相役;饮酒食肉冷热相制;恐怖惊扑,血脉相乱;蕴毒于内,损伤胎气,而降生之后故有胎热、胎寒、胎肥、胎怯、胎惊、胎黄诸证生焉。外因浴洗、拭口、断脐、灸囟之不得法;或绷绝、惊恐、乳哺、寒温之乖其宜,致令噤口脐风、钻肚、不乳等证。"其中惊风是古代儿科四大证之一,自新生儿至各年龄小儿都可发生,可危及生命,或留下痫、呆、瘫、哑等后遗症,尤其是慢惊风的预后更差,如《幼科释谜》所说:"小儿之病,最重惟惊"。

中国古代医家对小儿哺食养护也非常重视。古代医家认为:"初生芽儿,藉乳为命",并指出乳母的健康状况对乳儿有很大影响。《保婴撮要》云:"小儿初生,须令乳母预慎七情、六淫、厚味炙煿,则乳汁清宁,儿不致疾。否则阴阳偏胜,乞血沸腾,乳法败死,必生诸证。"对于小儿的护养方法,古代医家积累了丰富的经验,护养不当则易生各种疾病,明代医家徐春甫在《古今医统·养子十法》中描述了头部护养不当则易生脑病,盖因"头者六阳之会,诸阳所凑也。头为髓之海,若大热则髓溢汗泄,或颅囟肿起,或头缝开解,或头疮目疾"。

(二)小儿脑病证候特征

小儿脑病证候特征复杂多变,常多个证候交杂,本文主要论述中国古代医家对与小儿脑病证候特点相似证候或疾病的病因、病机、辨证论治等,常见的病证包括五迟、五软、五硬等。

1. 五迟

五迟是以立、行、发、齿、语的发育迟于正常为特征的病证,多见于婴幼儿。本病早在《诸病源候论》中就有"齿不生候"、"数岁不能行候"、"头发不生候"、"四五岁不能行候"等记载。《小儿药证直诀》中也有"长大不行,行则脚细,齿久不生,生则不固",以及"发久不生,生则不黑",提出行迟、齿迟、发迟等证候并且明确提出"五迟"。宋初的《太平圣惠方》八十九卷中又增辟"小儿语迟",并将"数岁不能行候"概括为"小儿行迟"。至清代,《张氏医通》将上述各类迟候归为"五迟",其曰:"五迟者,立迟、行迟、齿迟、发迟、语迟是也",并指出诸迟之候"皆胎弱也"。

五迟的发生多由父之精气和母之阴血虚弱所致。胎元不足,先天肾气失充,则婴儿出生后可见有五脏不坚之候。后天因素多与脾胃失调有关,尤其乳食失节,生活失宜,以及疾病影响等,致使脾胃损伤,进而五脏失养,影响生长发育,遂可出现动作、语言、牙齿、头发等发育迟缓的症状。

其中较早而易见的是发迟,婴儿出生后即可发现头发的异常。发迟之候与肾、肺和血有关,如《片玉新书》所说:"发乃血之余,肾之苗也",又"肺主皮毛",说明肾、肺和血的亏虚对头发生长有密切关系。

齿为骨之余,肾主骨,肾不足则骨髓失充,牙齿失养,因而牙齿多不依期生长,形成齿迟的证候。

立和行乃小儿生长发育过程的重要动作变化,两者与肾主骨、肝主筋、脾主肉有关,若小儿的肾、肝、脾三脏亏虚,则骨、筋、肉的活动乏力,从而影响站立和行走。如《片玉新书》所说:"行迟者何也? 盖骨乃髓之所养,血气不充,则髓不满骨,故软弱而不能行。此由肾与肝俱虚得之。盖肝主筋,筋弱而不能早行;肾主骨,骨弱而不坚。脚细者禀受不足,气血不充,故肌肉瘦薄,骨节俱露,如鹤之膝。"

语迟与心主言、肝主语、肺主声有关,心、肝、肺三脏如有虚亏,则语言的发育多可延迟。

总之,五迟的发生与先天之肾不足和后天之脾虚而累及五脏之气虚有关,因五脏不足的程度而有所不同,所以在病理改变上可以五脏俱亏,也可以一脏、两脏以及数脏亏虚为主,故临床症状有五迟之候俱见,或仅见一迟、二迟、三迟等不同。

2. 五软

五软是指头项、口、手、足、肌肉五个部位所发生的软弱症状,以上述部位的肌肉松软无力为特征。如头项软而无力,不能支持,东倒西歪;两手无力不能握举;两脚痿弱,不能步行;口齿痿弱,唇薄无力,不能咬嚼;皮宽肉松,瘦削无力等。这是小儿时期较为少见的一种虚弱病证,而最早发病者可见于新生儿。

有关五软的描述以宋代的《幼幼新书》较早,其于诸疳余证的疳后"天柱倒"中,引汉东王先生《家宝》说:"治小儿久患疳疾,体虚,久不进食,患来已久,诸候退,只是天柱倒,医者不识,谓五软候",并指出五软候与疳疾、营养缺乏和脾虚等有密切关系。该书还引《石壁经》对五软的论述,言:"或伤,或吐,或泻,乘虚邪毒透入肝脉,热邪所侵,致筋软长,或手足软,或项颈软"。此论及五软的描述又有进展。至元代,曾世荣《活幼心书》论述五软较为全面,说五软证"有因母血海久冷,用药强补而孕者,有受胎而母多疾者,或其父好色贪酒,气血虚弱,或年事已迈而后见子,有日月不足而生者,或服堕胎之剂不去而竟成孕者,徒尔耗伤真气,苟或有生,譬诸阴地浅土之草,虽有发生而畅茂者少,又如培植树木,动摇其根而成者鲜矣。由是论之,婴孩怯弱,不耐寒暑,纵使成人,亦多有疾。爰自降生之后,精髓不充,筋骨痿弱,肌肉虚瘦,神色昏慢,才为六淫所侵,便使头项手足身软,是名五软"。可见本病之因与先天胎禀不足和后天为邪毒所染有关。病变以脾气伤损为主,日久或甚者常累及肝肾、气血。治疗以《保婴撮要》的经验为善,其说:"治法必先以脾胃为主,俱用补中益气汤,以滋化源。头项手足三软,兼服地黄丸。凡此症必须多用二药"。五软的病程较长,若能及早治疗,预后尚可。但《婴童百问》还告诫:"又有口软则虚,舌出口,阳盛更须提防……唇青气喘,则难调治也。"

五软发病与先天因素有关,正如《圣济总录》所指出:"自受气至于胚胎,由血脉至于形体,以至筋骨毛发腑脏百骸,渐有所就而后有生,盖未生之初,禀受本于父母"。可见父精之元不壮和母血之质失充,遂可致胎禀的形成和发育失常。此外,母孕期间,尤其孕初,若用药不当,毒物损害及疾病影响等,也可引起胎儿发育缺陷,尤以脾、肝、肾损伤为著。如《古今医统》说:"有日月不足而生者,或服堕胎之剂不去,而竟成胎者,耗伤真气。"此种源于先天胎元不足,其重者每于出生之后即有见症;轻者生后虽不出现症状,但常为后天外因致病提供了基础。后天发病以六淫之邪,特别是邪毒为多,另有疾病传变,如吐泻伤津失液和疳积失养以及惊风发搐等证,均可导致五软的发生。

明代儿科专书《婴童百问》说:"项软头似石,面红唇赤,只因肝胆有热,致令项软,肝受热风者……"肝主筋,肝和胆互为表里,胆经经过项部的风池穴,沿颈下行。肝胆有热,热循经上行到颈项,则颈项部的筋膜弛长软弱,缓纵不随而致颈项软。《保婴撮要》说:"五软者,头项手足肉口是也。夫头项软者,五脏骨脉皆虚,诸阳之气不足也。乃天柱骨弱,肾主骨,足少阴、太阳经虚也。手足软者,脾主四肢,乃中州之气不足,不能营养四肢,故肉少皮宽,饮食不为肌肤也。口软者,口为脾之窍,上下龈属手足阳明,阳明主胃,脾胃气虚,舌不能长而常舒出也。夫心主血,肝主筋,脾主肉,肺主气、肾主骨,此五者因禀五脏之气虚弱,不能滋养充达,故骨脉不强,肢体痿弱,源其要,总归于胃。盖胃为水谷之海,为五脏之本,六腑之大源也。"该论述阐明其病变主要在脾,进而累及肝肾。脾主肌肉,脾旺则肌肉失充不养,日久而痿软无力。脾主四肢,开窍于口,因此五软之候又以四肢及头面部为多见。脾伤肌肉弛缓,其症重和日久者,多累及肝肾。肝者主筋,肾者主骨,筋骨与肌肉相连,与气血相互贯通,所以肌肉弛缓,其筋骨也无力。项软不挺,口软不张,手足软不举,肌肉软而不伸等症不仅是脾伤,且肝肾也伤。若病变转而浅者,则五软之候也不甚重,发生部位也可五软不皆见,或仅见一软、二软,或见于局部。其病变重而深者则症状重,范围也广。本病病于脾及肝肾,主症为肌肉软而筋骨弱,与此同时尚有脾、肝、肾虚亏的其他兼症,若脾伤而乳食减少,形体瘦弱,倦怠乏力和肝虚不安,烦躁,以及肾不足发育落后,精不足而神情萎靡等虚弱症状。若病变日久不见恢复时,则气血亏耗,肌肉失养则可至枯萎,甚至导致全身性衰竭等危重证候。

3. 五硬

五硬是以头项、口、手、足与肌肉发生硬紧为特征的病证。小儿时期均可出现,以新生儿和年长儿多见。

宋代以前的儿科文献中,尚无本证的确切记载。迨至明代,鲁伯嗣的《婴童百问》中见"五硬"之称,其说:"五硬则仰头取气,难以动摇,气壅疼痛连胸膈间。脚手心如冰冷而硬,此为风证难治。肚大青筋,急而不宽……面青,心腹硬者,此症性命难保。"《幼幼集成》明确指出:"五硬者,手硬、脚硬、腰硬、肉硬、颈硬也"。五硬的发生与先天元阳不足和生后中寒,以及风邪侵袭等有关。病变虽以头项、口、手、足、肌肉为主,但实际发病以肌肤硬紧,或伴有肿胀为多见。起病初为局部,逐渐累及其他部位,若硬紧的变化见于头项、口、手、足和肌肉时,已成为全身性病变。而起病即有五处皆硬者较为罕见。小儿的肌肤以柔韧温煦,活动自如为常,若出现硬紧肿胀的变化,必然导致营卫气血的运行失常,进而肢体功能活动发生障碍,轻者影响生长发育,重者可危及生命。

五硬主要是由于小儿先天不足,胎元不充,阳气虚弱所致。若遇有早产儿、未足月儿或足月而未成熟的婴儿发病,则先天之内亏因素更为突出。当婴儿出生后,若感受寒邪则易发病;幸而未病者于出生后的生活中,若中寒邪也可致病。寒邪属阴,其性凝涩,寒邪所伤主要是损伤阳气,胎元之阳不足者则易伤而重,阳伤阴盛,寒凝血滞,因而导致肌肤硬坚。寒邪致病者,肌肤硬紧的病变多限于局部,可见一硬。若寒邪夹风者,风善行而数变,病变多由局部蔓延,可发为二硬、三硬,甚至五硬,全身皆受其累。肌肤乃营卫气血及水液循环之所,一旦肌肤的阴阳失和,发生硬紧的病变,除致五硬之候外,尚可因病变程度不同而引起营卫气血、水液的循行障碍，若营卫不达肌肤，可致肌肤冷逆，甚者如冰；气血不畅则气滞血瘀，滞者胀痛瘀者肿满；水液运行异常则内积，从而加重硬紧，致患部硬肿并见，外观光亮，压之有凹痕等症状。

先天因素还表现在其母妊娠期间将养失宜，造成胎儿在母体内未能等到气血充养，而致髓海不充；或血瘀、痰凝阻于脑窍而致脑髓不满，失其所用。肝主筋，脾主肉，肾主骨，肝血不濡则筋强不柔，脾气不足则肌失所用，肾精不充则骨失所养。诸脏虚弱则导致肢体强硬，不为所用。

二、西医诊治儿童脑病现状

儿童脑病最常见的是自闭症、脑瘫、精神发育迟滞、多动症、抽动症。

儿童自闭症（autistic disorder，AD），又称为孤独症，西医认为自闭症是一种特殊类型的广泛性发展障碍，以不同程度的社交能力缺陷、语言发育障碍、刻板的行为方式以及狭隘的兴趣等为主要症状。

小儿脑性瘫（cerebral palsy，CP），主要由围产期和出生前各种原因引起的颅内缺血缺氧等导致的非进行性中枢性运动障碍，如母孕期感染、胎儿窘迫、新生儿窒息、早产、脑血管疾病或全身出血性疾病等。

注意力缺乏多动症（attention deficit hyperactivity disorder，ADHD），是一种常见的儿童时期神经精神病综合征，习称"小儿多动症"。以多动、注意力不集中、参与事件能力差但智力基本正常为特点。多见于学龄期儿童，男孩多于女孩。

精神发育迟滞（mental retardation，MR），是指个体在发育阶段（通常指18岁以前），由生物学因素、心理社会因素等原因所引起，以智力发育不全或受阻和社会适应困难为主要特征的一组综合征。

抽动症（tic disorders，TD），是一种儿童或青少年时期起病、通常伴有运动和行为异常的慢性神经精神障碍性疾病，以不自主多组肌肉抽动及发声抽动为临床特征。其抽动动作特征为慢性、波动性、多发性。本病可伴发一系列行为、心理问题如注意力缺陷多动障碍、强迫障碍、情绪障碍、学习障碍、自伤行为等。

目前为止，西医的药物或治疗手段均是以对症治疗为主，如治疗自闭症，西医常用抗精神病类药如五羟色胺DA受体阻滞药（5-HT-DA，SDA）治疗自闭症患儿的易激惹情绪、自伤和攻击性行为，也常选用选择性5-羟色胺再摄取抑制剂治疗自闭症患儿的抑郁、焦虑、强迫症状；治疗脑性瘫痪，常用抗癫痫药缓解癫痫发作，也常用肌肉松弛药物降低肌张力；治疗注意力缺陷与多动障碍，尝试用中枢兴奋剂和选择性去甲肾上腺素再摄取抑制剂，这些药物对治疗患儿的症状有一定效果，但副作用众多，并不能从病因上解决问题。

目前最流行的手段是干预疗法，如教育训练，包括心理治疗（心理咨询与治疗)与行为训练疗法等(运动感觉统合功能协调训练、听觉统合训练、亲子心理与行为教育),常用的训练方法是感觉统合与听觉统合训练。教育和训练对于自闭症和精神发育迟缓的儿童有一定的疗效,但不能从根本上解决患儿脑部的问题,不能从根本上改变大脑的功能和病理状态。

三、靳三针治疗儿童脑病特色

靳三针治疗儿童自闭症、精神发育迟缓、脑性瘫痪、多动症、抽动症等是以头部穴组为主,配合辨证取穴。头部穴组主要根据脑的神经功能于头皮相应分布区域、经络循行和临床经验,采取以区域取穴为主,取额部的"智三针"主攻智力,头顶部的"四神针"主攻神志,颞侧的"颞三针"相应于大脑中央前后回,主攻肢体运动和感觉,后脑部的"脑三针"相应于小脑部,主攻平衡、技巧及五官功能。经过大量的临床实践与研究证实,靳三针可以通过调节头部经络,激活大脑皮质的功能,通过抑制神经细胞凋亡、激活神经再生细胞的增殖、刺激内源性神经干细胞的增多等众多机制,改善儿童脑病患儿大脑的实质及功能状况。国家中医药管理局已经将靳三针治疗儿童自闭症和精神发育迟缓作为指定推广科研成果和中医适宜诊疗技术项目,加以全国性的推广。

第一节　儿童自闭症

【中医辨证要点】

中医认为自闭症的病位在脑,表现为行为异常及不同程度的智力障碍,属心神的病变,而"神"的各种表现都与"脑"及"心藏神,主神明"密切相关。

基本症状:社会交往障碍(眼不视人,目光回避;不愿交际,孤僻独行,自我封闭;表情淡漠,精神抑郁;急躁易怒,情绪不宁;听而不闻),语言及言语发育障碍(无语、少语、独语、语言重复、发声怪异、吐字不清、言语难以理解),特殊行为表现(动作怪异、姿势奇特、动作刻板重复、兴趣狭窄、迷恋物品、行为定式、感觉迟钝),不同程度的智能障碍。

临床上可分为肝郁气滞、心肝火旺、痰迷心窍、肾精亏虚四型,肝郁气滞型表现为以抑郁不乐,孤僻为主要特征。心肝火旺型表现为以急躁易怒,胡言乱语,夜不成寐为主要特征。痰迷心窍型表现为以表情淡漠,神志痴呆,喃喃自语,口角流涎为主要特征。肾精亏虚型表现为以发育迟缓,身材矮小,囟门迟闭,骨骼肌肉痿软,智力低下为主要特征。

【选穴及补泻手法】

主穴:四神针、脑三针、定神针、启闭针、舌三针、足智针、手智针。头部穴组、足智针捻转飞法行针,内关穴行导法,神门穴行补法,劳宫穴行泻法。

配穴:肝郁气滞型配合谷、太冲穴,行导法;心肝火旺型配少府、行间穴,行泻法;痰迷心窍型配丰隆、大陵穴,行泻法;肾精亏虚型配太溪穴,行补法。

【取穴要点及入针方法】

体位:患儿取坐位,或由家属坐位抱住患儿,让患儿坐在其腿上。

针具:1 寸毫针为主。

取穴要点:四神针、脑三针、足智针参考第一章第一节,定神针、手智针参考第一章第四节,听宫、人中、隐白为鬼穴,针刺时要察言观色,以患儿有叫喊声为佳;舌三针多以拇指横纹压住下颌来定位,将拇指向上一推,指下就是第一针,相当于上廉泉穴,上廉泉穴各旁开0.8 寸就是第二、第三针。

入针方法:头部穴位于针尖直刺进针后平刺;四肢部穴位采用直刺方法,捻转进针,得气后留针 1 小时,每间隔 5 ~ 10 分钟运针 1 次。启闭针多速刺,不留针,若为实证,隐白穴出针时要摇大其孔,令其气出,若有出血,则让其自然流出,不必马上给予按压。

【临床体会】

尽量让受术者剪短发,既便于针刺前定位,又可避免出针时漏针,若患儿囟门未闭,四神针不针,并要在病历上记录,以引起针刺者注意。

自闭症的治疗缺乏特效药物,过去往往以特殊教育训练为主,特殊教育训练能改善部分患儿的某些临床症状和行为,但不能从根本上改变自闭症患儿脑部的病理状态。

以头穴留针配合行为训练的方法治疗自闭症儿童,经多年的临床实践,收到了明显的疗效,具体治疗方法为:于针刺30 分钟后出四肢部针,留头穴穴组,带针进行行为训练,由专业人员根据患儿心理教育评定量表评估的结果制定相应的训练课程,并进行一对一个性化综合训练,具体内容主要包括行为训练,采取上课的形式,以一对一的方法对患儿的配合力、模仿力、不良行为进行训练和矫正,对认知、语言、精细动作、大运动、交往能力、生活自理能力等方面进行教育;感觉统合训练,利用一系列器具游戏,在一定程度上唤起儿童的兴趣,逐渐参与训练,形成良性循环,逐渐调整和促进自己的行为、神经功能成熟,每节课30 分钟,下课后出针,每日 1 次,每周至少 3 次。

第二节　小儿脑性瘫痪

【中医辨证要点】

针灸临床主要按经络辨证方法分为阴急阳缓型、阳急阴缓型和阴阳俱虚型。阴急阳缓型表现为肢体内收为主,屈肌肌张力增高;阳急阴缓型表现为肢体外翻为主,伸肌肌张力增高;阴阳俱虚型表现为肢体软弱无力,不能自行活动,肌力低下。

【选穴及补泻手法】

主穴:四神针、颞三针、颞上三针、脑三针、脑上三针。

配穴:阴急阳缓型取阳经穴为主;阳急阴缓型取阴经穴为主;阴阳俱虚型取督脉与背俞穴为主。上肢阴阳经脉失调配手三针,下肢阴阳经脉失调则配足三针;元神受累至智力障碍配智三针、手智针、足智针,注意力不集中配定神针,听力障碍配耳三针,语言不利配舌三针、风府透哑门;颈腰经脉失养配颈三针、腰三针,阴阳跷脉失调配痫三针。

头皮针运用捻转飞法,五输穴运用提插法行补泻手法。阴急阳缓型的阳经穴用补法,阴经穴用泻法;阳急阴缓型的阳经穴用泻法,阴经穴用补法;阴阳俱虚型的在背俞穴及督脉穴上用补法,可加灸法。

【取穴要点及入针方法】

体位:患儿取坐位,或由家属坐位在后抱住患儿,让患儿坐在其腿上,阴阳俱虚型可取仰卧位。

针具:多采用1寸毫针。

取穴要点:四神针、脑三针参考第一章第一节;颞上三针为颞三针上1寸,临床上为了降低穴位的耐受性,通常与颞三针交替使用,针刺时透刺颞三针,脑上三针同理。

入针方法:头部穴位于针尖直刺进针后平刺;四肢部穴位采用直刺方法,捻转进针,得气后留针1小时,每间隔5~10分钟运针1次。

【临床体会】

临床上针刺治疗的时间为30~40分钟,但在小儿脑瘫的针灸治疗中是不够的,前期研究结果证明,头针留针1小时对脑瘫患儿是适宜的,其效果明显优于留针30分钟。说明延长头针留针时间以达到足够刺激量是针刺治疗脑瘫取得较好疗效的重要因素。

靳三针配合运动疗法,可提高患儿的临床疗效,加快患儿的康复进程。具体治疗为:先对患儿的言语认知、肢体运动等进行评估,根据具体评估结果制定相应的训练课程,如头部控制功能训练、上肢功能训练、下肢功能训练、翻身训练、坐姿训练、爬行训练、站立和行走训练、感觉统合训练等。感觉统合及语言认知等带头针训练效果更佳,肢体功能训练可于针刺前后进行。我们前期临床研究总结出带头针训练效果更好,具体方法是:针灸治疗后,出肢体部毫针,保留脑三针、颞三针进行训练,训练结束后出针,每周至少3次。

第三节 注意力缺陷多动症

【中医辨证要点】

中医学认为:"阴平阳秘,精神乃治",人体阴阳平衡,则精神神志活动正常。而人的行为变化,又常呈阴静阳燥,动静平衡必须阴平阳秘才能维持。若阴阳失衡,则神不宁、魂不安、意不固、志不坚。小儿"脾常不足","肾常虚","肝常有余","心火常旺",若先天禀赋不足、后天失调,造成阴阳失调,体质偏盛偏衰,动静变化有所失制而发本病。本病的脏腑病变多表现为心、肝、脾、肾四脏的功能失常,而以脾肾阴虚为本,虚阳浮亢,心肝火盛为其标。

本病辨证主要分为肾虚肝旺、心脾两虚、痰热内扰三型。肾虚肝旺型表现为手足多动,动作笨拙,性格暴躁,冲动任性,难以静坐,或五心烦热,盗汗,大便秘结,舌红苔薄,脉细弦。心脾两虚型表现为心神不宁,神疲乏力,形体消瘦或虚胖,多动而不暴躁,言语冒失,做事有始无终,眠差健忘,自汗盗汗,偏食纳少,面色无华,舌淡嫩,苔少或薄白,脉虚弱。痰热内扰型表现为胸脘痞闷,呕恶吐痰,口苦,多动,性情急躁,言语杂乱,反复梦魇,舌质红,苔黄腻,脉弦滑或弦滑数。

【选穴及补泻手法】

主穴:四神针、定神针、脑三针、手智针、足智针。

配穴:肾虚肝旺型采用泻南补北法,即补太溪穴,泻少府、行间穴;心脾不足型补三阴交、神门、足三里穴;痰热内扰型泻内关、丰隆穴。

【取穴要点及入针方法】

体位:患儿取坐位,或由家属坐位在后抱住患儿,让患儿坐在其腿上。

针具:采用1寸毫针。

取穴要点:四神针、足智针、脑三针见第一章第一节,定神针、手智针见第一章第四节。

入针方法:头部穴位于针尖直刺进针后平刺;四肢部穴位采用直刺方法,捻转进针,得气后留针1小时,每间隔5~10分钟运针1次。得气后头部穴位采用捻转飞法行针,行间、少府、丰隆穴用提插泻法;太溪、三阴交、足三里穴用提插补法。

【临床体会】

针刺对注意力缺陷多动症(ADHD)症状的改善是整体的、全面的。针刺治疗 ADHD 是从中医病因病机入手,辨证选穴处方,是从根本上的调整,是针对整体进行治疗,因此疗效也是整体提高的。针刺疗效与患儿年龄密切相关,我们认为年龄较小针刺疗效较好,病程≥4年的针刺疗效较差,这可能是因为幼童大脑神经系统可塑性较强,针刺的介入可以发挥更大的调节作用。12岁以后儿童大脑形态发育已达成人水平,因而针刺调节作用有所降低。研究提示ADHD儿童应尽早进行针刺治疗,以免错失最佳治疗时机。针刺疗效与疗程关系密切,随着疗程延长,疗效有提高的趋势,这说明针刺起效较慢,对神经系统功能的调节有一个逐步完善的过程。

针刺治疗过程中,我们常采用带针读书或游戏的方法,留针过程中让患儿读一些令他们感兴趣的书籍或玩一些有益的电子游戏,以增强疗效。

第四节　精神发育迟滞

【中医辨证要点】

中医学认为,智力归属于脑及五脏;先天肾精不足,脑海空虚,后天失养,心脾气血亏虚是导致智力障碍的根本原因。如《素问·脉要精微论》云:"头者,精明之府","精明者,所以识万物"。《医林改错》云:"小儿无记性者,脑髓未满"。明确指出该病病位在脑。故无论运用中药还是针刺治疗,皆从脑入手,兼调五脏,以填精益髓,醒脑健智。

临床上根据患儿的临床表现分为肝肾不足、脾肾两虚、痰瘀阻滞、脾虚肝亢及阴虚风动五型。肝肾不足型表现为筋骨痿弱,发育迟缓,逾期不能站立、行走,牙齿迟迟不生,囟门迟迟不闭,甚至4～5岁时尚不能走,平素活动甚少,容易疲倦,喜卧,精神萎靡,面色无华,全身无力,舌质淡,苔薄白,脉虚细弱。脾肾两虚型表现为神经呆钝,智能低下,不哭不闹,数岁不能言语,或言语不清晰,发稀枯黄,面色、肌肤苍白,食少便溏,指纹、唇色、舌淡,脉细弱。痰瘀阻滞型表现为失聪、失语、翻身、坐、爬、立、行走发育迟缓,智力低下伴步态不稳、半身不遂、关节强硬、屈伸不利、下肢交叉、脚尖着地、反应迟钝、意识不清、语言不利、喉间痰鸣、口角流涎、吞咽困难,或伴四肢抽搐、反复发作,舌体胖有瘀斑瘀点,苔腻,脉沉涩或滑,指纹黯滞。脾虚肝亢型表现为翻身、坐、爬、立、行走发育迟缓,伴手足震颤、肢体扭转、四肢抽动、时作时止、紧张时出现或加重、睡眠时消失,伴四肢痿软、肌肉松弛、多卧少动、神情淡漠、面色萎黄、神疲乏力、不思饮食、大便稀溏,舌淡苔白,脉沉弱,指纹淡。阴虚风动型表现为翻身、坐、爬、立、行走发育迟缓,伴角弓反张、肢体扭转、四肢抽动、时作时止、紧张时出现或加重、睡眠时消失,伴肢体强直、关节活动不利、面色潮红、虚烦低热、手足心热、盗汗、易惊、夜卧不安、大便干结,舌红少津,苔少或无苔,脉细数,指纹紫。

【选穴及补泻手法】

主穴:四神针、脑三针、颞三针、智三针、手智针、足智针。

配穴:肝肾不足型补太冲、太溪、三阴交穴;脾肾两虚型补太溪、三阴交、脾俞、胃俞穴;痰瘀阻滞型泻血海、丰隆穴;脾虚肝亢型补三阴交、脾俞穴,泻行间穴;阴虚风动型补太溪、太冲穴,泻血海穴。

得气后头部穴位采用捻转飞法行针,补泻手法主要在五输穴上,行提插补泻为主。

【取穴要点及入针方法】

体位:患儿取坐位,或由家属坐位在后抱住患儿,让患儿坐在其腿上。

针具:采用1寸的一次性针灸针。

取穴要点:四神针、脑三针、足智针见第一章第一节;脑上三针见本章第二节;智三针见第一章第二节;手智针见第一章第四节。

入针方法:头部穴位于针尖直刺进针后平刺;四肢部穴位采用直刺方法,捻转进针,得气后留针1小时,每间隔5~10分钟运针1次。

【临床体会】

越早期采取综合干预,越能开发精神发育迟缓(MR)患儿的潜能,使损伤的大脑达到最大程度的代偿和重塑。此外,对MR患儿的家长灌输正确的家庭教育方法对患儿病情的改善起着至关重要的作用,其中自理生活和简单的劳动技能训练为主要训练目标。先对患儿的言语认知、行为等进行评估,根据具体评估结果制定相应的训练课程,行为、感觉统合等训练可根据不同病情给予视、听、说、运动和人际交往的训练,结合实物,给予全方位的信息刺激。此外,还需注意四肢运动功能的锻炼。带头针训练的方法详见自闭症、多动症章节。

第五节 抽 动 症

【中医辨证要点】

抽动症小儿"脾常不足,肝常有余",土虚木亢,而致肝风内动,或脾失健运,痰湿内生,痰阻经络,引动肝风而致肌肉抽动;风痰上扰咽喉则怪声连连,上扰神窍则秽语不休,故本病病机主要为脾虚肝亢,风动痰扰,证属本虚标实。临床上分为以下三型:脾虚痰聚型,表现为肌肉不自主抽动,伴面色无华,脘痞呕恶,纳少便溏,舌淡胖有齿印,苔腻,脉滑;气郁化火型表现为肌肉不自主抽动,伴以情绪抑郁,烦躁易怒,胸胁胀闷、灼痛,口苦口干,舌红苔黄,脉弦数;肝风内动型表现为肌肉不自主抽动,伴眩晕、头痛,舌多红绛、干燥,脉多细数无力或弦细。

【选穴及补泻手法】

主穴:四神针、定神针、脑三针、颞三针、痫三针。

配穴:脾虚痰聚型补足三里、三阴交穴,泻丰隆穴;气郁化火型导太冲、合谷穴,泻劳宫穴;肝风内动型补太冲、太溪、三阴交穴。

头部穴位采用捻转飞法行针,四肢穴针用提插补泻法,太冲、内关穴行导法,太溪、三阴交、足三里、神门穴行补法,丰隆、劳宫穴行导法。

【取穴要点及入针方法】

体位:患儿取坐位,或由家属坐位在后抱住患儿,让患儿坐在其腿上。

针具:采用1寸毫针。

取穴要点:四神针、脑三针、颞三针见第一章第一节,定神针见第一章第四节,痫三针见第一章第六节。

入针方法:头部穴位于针尖直刺进针后平刺;四肢部穴位采用直刺方法,捻转进针,得气后留针1小时,每间隔5~10分钟运针1次。

【临床体会】

除针刺治疗外,应合理调整患儿日常作息制度和活动内容,避免过度兴奋活动和紧张疲劳,多参加韵律性的体育活动锻炼。并帮助患儿的家长和学校老师理解患儿所患抽动症和抽动秽语综合征的症状特征和性质,取得他们对于治疗的理解和支持帮助,良好的社会支持、正确地对待患儿、消除心理上的困惑,对患儿康复具有重要意义。

第六节　儿童脑病中西医结合最佳治疗方案

自闭症、精神发育迟缓、脑性瘫痪、注意力缺陷多动障碍、抽动症及癫痫等统称为儿童脑病,目前,西医对于该类疾病已有完善的诊断和评价标准,但仍缺乏理想的治疗手段,因此寻找一种有效的治疗方案已成为当前医学界迫切的任务。

一、西医对儿童脑病的干预手段

西医对儿童脑病的治疗主要包括药物和干预训练。药物方面,以对症治疗为主:①自闭症,常用SDA类抗精神病药(如利培酮)治疗自闭症患儿的易激惹情绪、自伤和攻击性行为,也常选用选择性5-羟色胺再摄取抑制剂(SSRIs,如舍曲林)治疗自闭症患儿的抑郁、焦虑、强迫症状;②精神发育迟缓,主要对其合并精神疾病采用对症治疗,如对兴奋不安、活动过度、易冲动者可适量使用镇静药或抗精神病药物,如合并癫痫则联合使用抗癫痫药,目前也常用益智药(如吡拉西坦、盐酸吡硫醇等);③脑性瘫痪,常用抗癫痫药(如丙戊酸钠)缓解癫痫发作,也常用肌肉松弛药物(如苯海索)降低肌张力,经保守治疗无效者可行选择性脊神经后根切断手术(SPR)、蛛网膜下腔持续注入氯苯氨丁酸(CIBI)、肌腱切开、移植或延长等矫形手术;④注意力缺陷多动障碍,常用中枢兴奋剂（如哌甲酯）和选择性去甲肾上腺素再摄取抑制剂（SNRIs，如托莫西汀）。这些药物在治疗上述疾病的症状上有一定的疗效。

干预疗法方面，包括心理治疗（心理咨询与治疗）、家庭教育、康复训练疗法等（运动感觉统合功能协调训练、听觉统合训练、亲子心理与行为教育），常用的训练方法是感觉统合与听觉统合训练。从现代认知心理学的角度来看，个体与客观环境相互作用的过程实质上就是一个信息的输入、储存和加工的过程。在这一过程中，外界信息往往不是以单一刺激，而是以复合刺激的形式出现的。与此相适应，个体需要调动自己的各种感觉器官对这种复合的刺激做出相应的反应，并形成有关这种复合刺激的各种形式的感觉，如视觉、听觉、触觉、本位觉等。在这些彼此独立的感觉形成以后，为了对外界的这种复合刺激做出进一步的反应，个体还需要在中枢神经系统的作用下对各种感觉进行组织和统合，从而使个体形成对外部环境完整的知觉，并与外部环境之间构成一种动态的平衡关系。感觉统合，是人的各种复杂的心理活动的基础，只有通过感觉统合，个体神经系统的各个不同部分之间才能协同活动，它是人适应外部环境所需要的一种基本的心理功能。感觉统合训练是通过对患儿的感觉输入进行控制，特别是对其前庭系统、本体感觉器官和皮肤等传入的感觉信息进行控制，对其进行感觉－动作统合训练，以使他们能产生正常的感觉体验，并在大脑中把各种感觉统合起来。而听觉统合训练是通过调配矫正听觉统合系统对声音的处理，刺激脑部活动，从而达到改善行为紊乱和情绪失调的目的。儿童脑病是脑血流障碍等致脑发育功能障碍的疾病，教育和训练对于脑病的患儿有一定的疗效，但不能从根本上解决他们脑部的问题，不能从根本上改变大脑的功能和病理状态。

二、靳三针疗法治疗儿童脑病的特色与机制

中医学早在两千年前就有愚痴、痴呆、五迟、五软的证候和治疗方法的记载，而且这些方法沿用至今还指导着中医的临床。中医认为儿童脑病是脑髓不足或失养所致，脑是精髓汇聚之处，元神所居之府。《素问·脉要精微论》说："头者，精明之府"，《本草纲目》也强调："脑为元神之府"，清代汪昂在《本草备要》中有"人之记性，皆在脑中"的记载。王清任在《医林改错》中说："灵机记性在脑者，因饮食生气血、长肌肉，精汁之清者，化而为髓，由脊髓上行入脑，名曰脑髓。两耳通脑，所听之声归脑；两目系如线长于脑，所见之物归脑；鼻通于脑，所闻香臭归于脑，小儿周岁脑渐生，舌能言一二字"，这些都说明了听觉、视觉、嗅觉以及思维、记忆、言语等功能都归于脑。经络是人体运行全身气血，联络脏腑形体官窍、沟通上下内外的通道，与脑的联系密切相关，因此中医治疗儿童脑病最直接、最有效的方法就是针灸。

靳三针治疗儿童脑病是以头部取穴为主,配合辨证取穴。头部取穴主要根据经络学说和临床经验并按照脑的神经功能分布区域取穴。其中,额部的"智三针"主攻智力,头顶部的"四神针"主攻神志,颞侧的"颞三针"相应于中央前后回,主攻肢体运动和感觉,后脑部的"脑三针"相应于小脑部,主攻平衡和五官的功能。

我们前期的基础研究证实,靳三针可以通过调节头部经络,激活大脑皮质的功能,通过抑制神经细胞凋亡、激活神经再生细胞的增殖、刺激内源性神经干细胞的增多等众多机制,改善儿童脑病患儿大脑的实质及功能状况。近年来,线粒体自噬作为一种自我保护机制被发现可以改善儿童脑病患儿脑组织病理变化。因此,我们推断,针刺对细胞自噬表达的增强可能是其治疗儿童脑病的关键机制之一。我们即将要进行的靳三针疗法基础研究会从BNIP3介导的线粒体自噬机制入手,揭示靳三针对神经细胞线粒体自噬自我保护机制的影响。

临床研究方面,治疗重度自闭症患儿,经2个疗程(240次)治疗后,靳三针组的显效率为97.1%,行为干预组为64.7%,组间疗效差异有统计学意义($P < 0.01$);治疗不同中医证型的儿童自闭症,治疗组总有效率为88.1%,对照组为65.5%,治疗组疗效优于对照组($P < 0.01$);治疗精神发育迟缓2683例,单纯针刺总有效率为79.70%,综合疗法的总有效率为88.63%;治疗脑瘫儿童语言障碍,针刺组总有效率86.8%,对照组总有效率59.1%,差异有极显著性意义($P < 0.001$);治疗注意力缺陷多动障碍,总有效率达84.85%。大量的临床实践与研究都证实,靳三针疗法治疗儿童脑病疗效显著,国家中医药管理局已经将靳三针治疗儿童自闭症和精神发育迟缓技术作为中医适宜诊疗技术项目向全国推广。

三、建立儿童脑病中西医结合最佳治疗方案

针灸配合行为训练有一定的疗效,但都是先针灸后训练或是先训练后针灸,只是增加了治疗方法,并没有将针灸与康复训练有机地结合。近年来,我们采取头穴留针的同时配合康复训练的方法治疗儿童自闭症与精神发育迟缓,取得了更为满意的疗效。头穴留针配合康复训练,能直接作用于脑,从根本上调整和改善患儿大脑的病理状态,且不会妨碍对患儿实施的康复训练,更好地结合了靳三针疗法与康复训练的优势,实乃中西医结合、强强联合的结果。我们认为:在靳三针疗法的基础上配合西医切实有效的治疗方式(如各种中西药物、康复训练、家庭教育等)是儿童脑病的最佳治疗方案。我们希望在不久的将来能够建立一套全新的儿童脑病中西医结合诊疗方案。

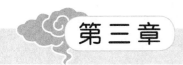

第三章

妇 科 病 证

　　妇人以血为本,主阴,阴阳是互根的,因而阳气的作用不容忽略。经络是人体的重要组织,有沟通内外,联络脏腑,运行气血,平衡调节人体功能活动的作用,在经络组织中,有些经脉与妇女的生理、病理有密切的联系。如《素问·上古天真论》说,女子"二七而天癸至,任脉通,太冲脉盛,月事以时下,故能有子……七七任脉虚,太冲脉衰少,天癸竭,地道不通,故形坏而无子也"。《素问·评热病论》说:"月事不来者,胞脉闭也,胞脉者,属心而络于胞中,今气上迫肺,心气不得不通,故月事不来也。"《灵枢·邪气脏腑病形》说:"肾脉微涩,为不月。"《素问·平人气象论》说:"妇人手少阴脉动甚者,妊子也。"《素问·骨空论》说:"任脉为病,男子内结七疝,女子带下瘕聚……督脉生病……其女子为不孕。"《素问·奇病论》说:"黄帝问曰:人有重身,九月而喑,此为何也? 岐伯对曰:胞之络脉绝也。帝曰:何以言之? 岐伯曰:胞络者,系于背,少阴之脉贯肾,系舌本,故不能言。帝曰:治之奈何? 岐伯曰:无治也,当十月复。"足见经络与女子的生理病理有着极其密切的联系。《灵枢·经脉》又说:"经脉者,所以能决死生,处百病,调虚实,不可不通。"针灸治疗妇科疾病之所以有疗效,是因为针灸有通经脉、调虚实的自身平衡调节作用,它既没有药物治疗的副作用和药物毒性对母体和胎儿的损害,又不受药物的生产供应而影响治疗,所以是一个很有发展前途的疗法。特别是对于内因引起的阴阳失调,气血不和,脏腑功能紊乱而出现的月经不调、痛经、闭经、胎位不正、滞产等病证,针灸治疗的效果尤佳。

　　参与妇女特殊生理的经脉,常常就是妇科病理所在的经络,同时也是治疗妇科病常用经穴所在的经脉。

　　第一,冲脉、任脉、督脉、带脉,是奇经八脉中与妇女关系最为密切的经脉。如《灵枢·顺逆肥瘦》说:"夫冲脉者,五脏六腑之海也。"《灵枢·海论》说:"冲脉者,为十二经之海。"唐代王冰解说:"冲为血海,任主胞胎。"妇女以血为本,故太冲脉盛,则月事以时下,冲脉衰少,则月经停潮。而冲、任、督三脉皆起于胞中,出于会阴的任脉为阴脉之总纲,有统任诸阴的作用。又与妊娠的生理有关。冲、任二脉协调,同司月经潮讯、胎儿孕育,故调冲、任两脉是妇科重要治法。督脉行于背,总督人身之阳,《素问·骨空论》指出:"女子入系廷孔……其络循阴器。"与任脉分主人身之阴阳,使阴阳平衡,气血调摄,保持月经生理正常。督脉亦与生育有关,如《素问·骨空论》说:"督脉生病……女子为不孕"。冲、任、督三脉上下交流,皆受带脉环腰所束引。诸经在病理情况下,均能发生妇女的生殖系疾病,如任脉患病能发生疝痛、带下、瘕聚,带脉患病则发生带下等疾患。

第二,脾经内属于脾,胃经内属于胃。脾与胃相表里,是后天气血生化之源。妇女属阴体,以血为本,与其每月经潮耗费精血有关,《灵枢·五音五味》说:"今妇人之生,有余于气,不足于血,以其数脱血也。"故理血实为本治,而血乃水谷之精,源于脾胃,如《灵枢·营卫生会》说:"中焦亦并胃中,出上焦之后,此所受气者,泌糟粕,蒸津液,化其精微,上注于肺脉,乃化而为血。"脾既有生血的作用,又有统血、摄血的作用,如脾气虚,不能行其统摄之职,血不归经而月经不调,崩漏诸证相继而发病。

第三,肝肾同源。肝经、肾经与妇女生殖诸疾有密切的关系。肝、肾位处下焦,肝藏血,肾藏精,肝喜条达,若七情太过,脏气乃伤,气为血之帅,血为气之母。气不调则血亦不调,诸气之伤于妇科者,以肝经为首,滞则气郁,盛则血逆妄行,虚则肝血不足,且肝经起于大趾之端,其支脉上联目系,交会于任脉,其经绕阴器,主宗筋,与生殖息息相关。肾主藏精,职司二阴,与妇女生殖特点的"天癸"至为密切。肾气盛则天癸至,任脉通,太冲脉盛,月事以时而下,故能有子;肾气虚则天癸竭,任脉虚,太冲脉衰少,地道不通,月经停潮,形坏而无子。脏腑经脉皆赖肾之元阴元阳以滋生。脾之运化,必得肾阳以温养;肝之阴血,必借肾阴的滋养才能营其正常功能。故有"各脏之阴,取资于肾阴,各脏之阳,均赖肾阳的温养"之说。若房事不节,生育劳倦太过,精血亏损,冲任不足,又为妇科诸疾重要成因之一,故针灸治疗妇科病,必须掌握经络与妇科病的关系。

靳三针治疗妇科疾病主要的穴组是阴三针、阳三针、足三针及调神之四神针、定神针。

第一节 月 经 不 调

【概念】

《妇科玉尺》云:"经贵乎如期,若来时或前或后,或多或少,或月二三至,或数月一至,皆为不调。"因此月经不调的定义为:月经周期或经量出现异常。月经不调包括月经先期(经早)、月经后期(经迟)、月经先后无定期(经乱)等。若月经先期、后期是偶然一次,而无其他症状的则不属月经不调范畴。

西医学的排卵型功能失调性子宫出血、生殖器炎症或肿瘤引起的阴道异常出血等疾病可参照本节治疗。

【中医辨证要点】

月经先期主要因于气虚不固和热扰冲任。气虚则统摄无权,冲任失固;血热则流行散溢,以致月经提前而至。血热者,月经量多,色深红或紫红,经质黏稠,气虚者,月经色淡质稀,神疲肢倦,小腹空坠。

月经后期有虚实之分,实者因之于寒凝血瘀、冲任不畅,或因气郁血滞、冲任受阻,致使经期延后;虚者责之于营血亏虚或阳气虚衰,以致血源不足,血海不能按时满溢。血寒者,月经量少,色黯红,有血块,小腹冷痛,得热痛减;血虚者,月经量少、色淡、质稀,小腹隐痛;气滞者,经行不畅,经量或多或少,色紫红,有血块,胸胁、乳房及少腹胀痛。

月经先后无定期主要责之于冲任气血不调,血海蓄意失常,多由肝气郁滞或肾气虚衰所致。肝郁者,经量或多或少,色紫红,有血块,胸胁、乳房及少腹胀痛,善太息;肾虚者,经期或前或后,月经量少、色淡、质稀,头晕耳鸣,腰膝酸痛。

总之,月经先期以气先到为特征,"气为血之帅",即云气比血行之快,实证即为气行之快,虚证即为气脱(气虚)。月经后期即指其该至而未至,主要包括气虚和气滞;月经先后无定期主要是由于气乱所致。

【选穴及补泻手法】

主穴:四神针、定神针、阴三针、阳三针。

配穴:月经不调之主穴,定神针留之,四神针、阴阳三针针治加灸以提升阳气。月经先期者,实则泻血海、三阴交穴,虚则补太溪、太冲穴;月经后期者实则泻血海、三阴交穴,虚则补太溪、太冲、足三里穴;月经先后不定期者,在调神的基础上导四关穴。

【取穴要点及入针方法】

患者一般取仰卧位,宽衣解带,暴露下腹部,取两块毛巾,分别遮盖患者腹部上下(尽量选取较隐秘的床位)。一般先取仰卧位,若有需针灸背部腧穴的则仰卧位针刺结束后再俯卧针刺。一般选取 1.5 寸的毫针,以便于施术(补泻手法、灸法),太冲、合谷多选用 1 寸毫针。

阴三针包括关元、归来、三阴交,关元穴在脐下 3 寸,以 1.5 寸针慢慢入针,直刺 0.8～1 寸深,得气即可;归来穴可以直刺 0.8～1 寸深,也可以稍向内斜刺,针感可以达到小腹部,乃至外生殖器处。阳三针包括气海、关元、肾俞,气海穴的取穴要点及进针方法同关元穴;肾俞穴应直刺 1～1.2 寸深,针感强者可以放散至整个腰部,以徐疾补泻法补之,也可以用艾条灸之,或针刺的同时行温和灸或温针灸,也可以嘱患者回家自行灸之,可以增强疗效。四神针取穴要点见第一章第一节;合谷、太冲、三阴交穴取穴要点见第一章第三节;定神针取穴要点见第一章第四节。

【临床体会】

月经不调之妇人主要靠养,首先要养神,神乱则气机乱,气机乱则会出现诸多不适,现代生活工作节奏之快,压力之大及各种环境因素常见此类"失神"之证,因此调神、调情志是治疗月经不调之首要准则。当其气乱之时,调经一定要按其月经周期来施术,主要根据患者的就诊时间,根据其经前、经后、经期之气血不同来调其神,经前因血旺于胞宫,以行气活血为主,经期以活血通络为主,经后以养血补血为主,此为治疗妇人疾病之准则。

第二节 痛 经

【概念】

痛经又称"经行腹痛",指经期或行经前后出现的周期性小腹疼痛,或痛引腰骶,甚至晕厥者。以青年女性多见。

西医学将其分为原发性和继发性两种。原发性是指生殖器官无明显异常者;继发性是指生殖器官有某些器质性病变,如子宫内膜异位症、子宫腺肌病、慢性盆腔炎、子宫肌瘤等。

【中医辨证要点】

中医认为,本病的发生与冲任、胞宫的周期性生理变化密切相关。而与冲任之脉关系较密切的脏腑主要为肝、脾、肾。痛经的病因包括虚实两个方面,主要为"不通则痛"或"不荣则痛"。在临床中我们可根据疼痛的部位、性质、时间来进行辨证施治。小腹痛多为肾虚,少腹痛多为肝郁,腰骶痛实者多为瘀血,虚者多为肾虚。痛发于经前或经行之初,多属实;经期疼痛者多与气滞有关,而月经将净或经后始痛者多属虚。隐痛、坠痛、喜揉喜按者属虚;掣痛、绞痛、灼痛、刺痛、拒按者属实。其辨证主要分为寒湿凝滞、气滞血瘀、气血虚弱三型。同时在针灸施治过程中可结合其经络归属辨证施治。

【选穴及补泻手法】

主穴:阴三针、阳三针。

配穴:局部可取中极、归来穴,远端可配以地机穴,证属实者,加太冲、合谷穴,虚者,加足三里穴等。

实证者,泻三阴交穴,配合温针灸泻法(灸气海、关元、肾俞、归来穴);虚证者,补足三里、太溪或太冲穴;余穴位可施行导气同精法;配合温针灸补法(灸气海、关元、肾俞、归来穴)。

【取穴要点及入针方法】

患者一般取仰卧位,宽衣解带,暴露下腹部,取两块毛巾,分别遮盖患者腹部上下(尽量选取较隐秘的床位)。一般先取仰卧位,若有需针灸背部腧穴者则于仰卧位针刺结束后再选俯卧位针刺。一般选取1.5寸的毫针,以便于施术(补泻手法、灸法),太冲、合谷穴多选用1寸毫针。

阴三针、阳三针取穴要点见本章第一节。

【临床体会】

妇人每月行经一次,为新陈代谢必经之生理过程,当此生理过程出现疼痛不能忍耐时称之为痛经,引起这一病症的主要原因是气行不顺,气行不顺则血行不流利,引起气不顺的原因包括情志、欲望、身体状况,以及身体受到外邪侵袭等多种原因。因此,治疗痛经一定要调其情志,同时根据经前、经期、经后其气血不同,配合自我保健的艾灸方法相当重要,同时要配合适当的治疗方法,加之经前的行气通络,经期的活血通络以及经后的养血调经。当急之时,痛经之刻,以治标为主,经行之后,治本为主,治标以通经活血止痛为治则,采取地机、三阴交、次髎、中极、关元、气海行针加灸,以止痛治标为主;经前以补气通络,分经辨证对症处理,以预防、防病为主,方能治疗痛经,因妇人皆以阴血为主,行经之时皆因气滞血瘀,瘀滞胞宫而引起疼痛,因此一定要重视灸法的作用;无论治标、治本,灸法为先。

第三节 闭 经

【概念】

女子年龄逾18周岁月经尚未来潮,或已行经而又中断3个周期以上者即为"闭经",中医学统称为"女子不月"、"月事不来"、"经水不通"。妊娠期、哺乳期、绝经期以后的停经均为生理现象,不属闭经范畴。

西医学将其分为原发性闭经和继发性闭经。本病的发生原因较为复杂,常与全身性疾病、内分泌、神经、精神等因素有关。

【中医辨证要点】

中医学认为本病主要是由于冲任气血失调所致,其病因不外乎虚实两端:虚者多因肝肾不足,气血虚弱,血海空虚,无血可下;实者多由气滞血瘀,寒气凝结,阻隔冲任,经血不通。其病位主要在肝,与脾、肾也有关联。因此其辨证主要分两类:①虚证:包括肝肾不足、气血虚弱。肝肾不足者,月经超龄未至,或由月经后期、量少逐渐至闭经,头晕耳鸣,腰膝酸软;气血虚弱者,月经周期逐渐后延,经量少而色淡,继而闭经,面色无华,头晕目眩。②实证:包括气滞血瘀、痰湿阻滞。气滞血瘀者,月经数月不行,小腹胀痛拒按,精神抑郁,烦躁易怒,胸胁胀满;痰湿阻滞者,月经数月不行,形体逐渐肥胖,胸脘满闷,呕恶多痰,带下量多。

【选穴及补泻手法】

主穴:阴三针、阳三针、四关穴。

配穴:肝肾不足者,补肝俞、太冲、太溪穴;气血虚弱者,补脾俞、膈俞、足三里、血海、次髎穴;气滞血瘀者,加中极、合谷、血海、膈俞、行间穴,行泻法;痰湿阻滞者,阴陵泉、丰隆、合谷穴行泻法。

【取穴要点及入针方法】

患者一般取仰卧位,宽衣解带,暴露下腹部,取两块毛巾,分别遮盖患者腹部上下(尽量选取较隐秘的床位)。一般选取1.5寸的毫针,以便于施术(补泻手法、灸法),太冲、合谷多选用1寸毫针。

阴三针取穴要点详见本章第一节;气海穴的取穴要点及进针方法同关元穴;肾俞取穴要点详见于第四章第一节,四关穴的取穴要点详见第一章第一节。

【临床体会】

闭经主要由胞脉不通引起,虚者多因无血入胞而闭之,实者多因有血不能达宫而闭之。虚者必当以后天调之,补其肝肾;实者主要因气不行而闭之,即气郁,主要见于少女、少妇或中年妇女,所谓气闭主要包括情志、情欲两方面导致的,医者治病注重"三分医,七分调",因此在我们治病过程中,除调气、导气、导四关,加之脏腑辨证相应的手法之外,开导患者心气的作用尤为重要。

第四节 崩 漏

【概念】

女性在非行经期间阴道突然大量出血或淋漓不断者,称为"崩漏"。突然出血、来势急骤,出血量多者为"崩",或称"崩中";来势较缓,出血量少或淋漓不净者为"漏",或称"漏下"。以青春期或更年期、产后最为多见。《济生方》云:"崩漏之疾本乎一证,轻者谓之漏下,甚者谓之崩中。"

西医学的无排卵型功能失调性子宫出血、生殖器炎症和某些生殖器肿瘤引起的不规则阴道出血可参照本病治疗。

【中医辨证要点】

中医认为,崩与漏均因肝、脾、肾功能失调,冲任受损,经血不能固摄,从胞宫非时妄行所致。常见病因有血热、血瘀、肾虚、脾虚等。热伤冲任、迫血妄行,脾气虚弱、统摄无权,肾阳亏损、失于封藏,瘀血阻滞,血不归经,均可导致冲任不固。因此其辨证可主要分为:血热、血瘀、肾虚、脾虚以及虚脱。血热者,经血量多或淋漓不净,血色深红或紫红,质黏稠,夹有少量血块;血瘀者,月经漏下淋漓不绝或骤然暴下,色黯或黑,小腹疼痛,血下痛减;肾虚者,经血量多或淋漓不净,色淡质稀,精神不振,面色晦黯,畏寒肢冷,腰膝酸软,小便清长;脾虚者,经血量少,淋漓不净,色淡质稀,神疲懒言,面色萎黄,动则气短,头晕心悸,纳呆便溏;虚脱者,可见病起势急,来势凶猛,出血量多,崩下不止,神昏面白,四肢冰冷,汗出淋漓,气短喘促。

【选穴及补泻手法】

主穴:阴三针、阳三针、隐白。

配穴:血热者,加大敦、血海穴,行泻法;血瘀者,加大敦、血海、膈俞穴,行泻法;肾虚者,加阴交、肾俞、太溪、命门穴,行补法;脾虚者,加脾俞、足三里穴,行补法;虚脱者,加百会、神阙、足三里穴。

血热者,针用泻法,不灸;血瘀者,针用泻法,可配合温针灸;肾虚者,针用补法,配合温针灸补法(灸关元、归来、肾俞、命门、隐白穴);虚脱者,针用补法,配合温针灸补法(灸关元、归来、百会、神阙穴,神阙用隔盐灸)。

【取穴要点及入针方法】

患者一般取仰卧位,宽衣解带,暴露下腹部,取两块毛巾,分别遮盖患者腹部上下(尽量选取较隐秘的床位)。一般选取 1.5 寸的毫针,以便于施术(补泻手法、灸法),太溪、大敦穴选用 1 寸毫针。

阴三针、阳三针取穴要点详见本章第一节;隐白取穴要点详见第一章第六节。

【临床体会】

本病在临床中属急症,一般患者多到急诊就诊,此时可先大灸或急灸患者隐白穴;崩漏之病的治疗主要在于平时之"养",即固本、固涩,在此强调肝肾的重要之处,肝主要指情志,即"漏"之人伴有情志问题为多,在治疗过程中要固本即固肾,但根本上而言需调其肝气。

第五节 不 孕

【概念】

不孕是指育龄妇女在与配偶同居 2 年以上、配偶生殖功能正常、未采取避孕措施的情况下而不受孕;或曾有孕育史,又连续 2 年以上未再受孕者。前者称"原发性不孕症",后者称"继发性不孕症"。中医学称之为"绝嗣"、"绝嗣不生"。《备急千金要方》称前者为"全不产",称后者为"断续"。

西医学认为本病临床上可分为绝对不孕和相对不孕。"绝对不孕"指因生理因素造成终生不能受孕者;经治疗后受孕者称"相对不孕"。导致不孕的因素很多,西医学认为,主要有中枢的影响、全身性疾患、免疫因素、卵巢局部因素、输卵管因素、子宫因素、阴道因素等。

【中医辨证要点】

中医学认为本病病机可分为虚实两端。虚者因冲任、胞宫失于濡养与温煦,难以成孕。引起其病机变化的因素主要有肾阳亏损和肾阴不足等。实者则因之于瘀滞内停,冲任受阻,不能摄精成孕。引起实证病机变化的主要因素有肝郁、痰湿和血瘀。其辨证分型可分为:肾虚(肾阴虚、肾阳虚、肾气虚)、气滞血瘀、痰湿阻滞、肝气郁结。

【选穴及补泻手法】

主穴:阴三针、阳三针、足三针、四神针、定神针。

配穴:肝郁者,加肝俞、内关穴;肾虚者,加命门、肾俞、太溪穴;痰湿者,加丰隆、阴陵泉穴;血瘀者,加血海、膈俞穴。

肝郁者,针用泻法,可配合温针灸(关元、归来、气海穴);肾虚者,针用补法,配合温针灸补法(关元、归来、肾俞、命门穴);痰湿者,针用泻法,不灸或少灸;血瘀者,针用泻法,配合温针灸。

【取穴要点及入针方法】

患者一般取仰卧位,宽衣解带,暴露下腹部,取两块毛巾,分别遮盖患者腹部上下。一般选取1.5寸的毫针,以便于施术(补泻手法、灸法),太溪、三阴交、太冲、内关等穴多选用1寸毫针。

足三里取穴时要注意体位以及下肢的屈伸状况,屈膝时在犊鼻穴下用“一夫法”定3寸,胫骨前嵴外开一横指处即是;伸膝时用同侧虎口卡住髌骨上缘,食指下旁开胫骨前嵴外开一横指处才准确。成人用1.5寸针,小儿用1寸针,直刺,入针后务必得气,并叫患者不要随意屈伸膝关节,以防引起疼痛或弯针。

阴三针、阳三针取穴要点见本章第一节;太冲、三阴交取穴要点见第一章第三节;四神针、定神针取穴要点见第一章第一节。

【临床体会】

中医讲“欲得子,先调经”,调经为孕之前提,月经调则胞宫顺,胞宫失常则月经不调。中医认为流产皆因宫寒不孕。胞宫一定要气血旺盛,血旺胞宫方能受孕,气行胞宫方能孕子成长,因此暖宫极其重要,暖宫分温宫之法、养宫之法,在此基础上要调其气与神。妇人其“神”不在,即使怀孕也极易发生流产,因此调神极其重要。怀孕的前提是调经,胞宫温暖肥厚、气血充盛是接待一个新生命的前提。怀孕之后后天之调养及调神尤为重要,因此在针灸治疗过程中以灸法为主,同时要注意需少针多灸。

对于妇科疾病,靳三针最常以“阴三针”为主进行治疗。

“阴三针”是专门为治疗女性疾病而创立,包括关元、归来、三阴交。女人以阴血为本,所以选用三阴交和归来穴,三阴交穴属足太阴脾经,归来穴属足阳明胃经,足阳明多气多血,足太阴经主生阴精和阴血,而根据三阴交穴的作用,我们可将其比拟为中药里的当归;关元统人体一身之元气,此三穴相配治疗妇科疾病效果较好。

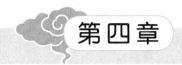

男 科 病 证

中医学认为,男人以阳为本,阴阳是互根的,因而养阴之作用不容忽略。男性的诸多疾病主要与人体的元神之府"脑"以及人体的气血、津液密切相关。足厥阴肝经绕阴器,抵小腹,任脉、督脉总督人体一身之阴阳,肝主筋,阴器为宗筋之汇,因此男科病证主要与元神以及足厥阴肝经、足少阴肾经、任脉、督脉、肝脏、肾脏密切相关。

第一节　性功能障碍(阳痿、遗精、早泄)

男性以阳为主,以气为本,有阳也有阴,无阴不生阳,所谓阳指人体阴精功能外在之表现,对男性而言,"阳"之表现是以阳气为先,阳痿、遗精、早泄皆与气有关,阳痿——气弱(阳气不足);遗精——气不固摄;早泄——气失控制;而这三方面归根到底求之于"神"。

1. 阳痿

【概念】

阳痿又称"阴痿"或"宗筋弛缓",是指男子未到性功能衰退年龄而出现性生活中阴茎不能勃起或勃起不坚,影响性生活的病症。

本病患者多有精神刺激史,也可由生殖器官病变所致,与大脑皮质功能或脊髓中枢功能紊乱有关,对勃起的抑制加强,故出现阳痿。常见于西医学的男子性功能障碍及某些慢性虚弱性疾病之中。

【中医辨证要点】

中医学认为心脾亏损和命门火衰为其主要原因,但归根到底,与元神的控制力有直接关系。本病的发生多数因恣情纵欲或误犯手淫,致肾精亏损,命门火衰;也可因思虑忧郁,损伤心脾致气血两虚;还可因思虑惊恐,损伤心肾。此外,湿热下注,宗筋弛缓均可产生阳痿。古代医家认为本病多涉及肝、肾、阳明三经。其主要辨证分型为：命门火衰、心脾两虚、惊恐伤肾、湿热下注以及阴虚火旺。命门火衰者，可见面色淡白，腰膝酸软，头晕目眩，精神萎靡，畏寒肢冷；心脾两虚者可见面色萎黄，食欲不振，精神倦怠，失眠健忘，胆怯多疑，心悸自汗；惊恐伤肾者可见精神抑郁或焦虑紧张，心悸易惊，夜寐不宁；湿热下注者，阴囊潮湿气臊，尿黄；阴虚火旺者可见阳痿或兼早泄，伴心烦潮热，失眠盗汗，头晕健忘，腰膝酸软。

【选穴及补泻手法】

主穴：四神针、定神针、智三针、脑三针、阴三针、阳三针、太溪、命门、长强。

配穴：命门火衰者，加志室、腰阳关穴；心脾两虚者，加心俞、脾俞、足三里穴；惊恐伤肾者，加志室、神门穴；湿热下注者，加公孙、内关、丰隆、阴陵泉、尿三针；阴虚火旺者，加行间、手智三针穴。

命门火衰者，针用补法，配合温针灸补法(灸阳三针、命门穴)；心脾两虚者，针用补法，配合温针灸补法；惊恐伤肾者，针用导气同精法为主，可灸；湿热下注者，针用泻法，公孙穴用导法，不灸；阴虚火旺者，泻少府、劳宫、行间，补太溪穴，不灸或少灸。

【取穴要点及入针方法】

患者一般取仰卧位，宽衣解带，暴露下腹部，取两块毛巾，分别遮盖患者腹部上下(尽量选取较隐秘的床位)。一般先取仰卧位，先针刺腹部的穴位，然后再采用俯卧位来针刺腰部的穴位。但有时根据临床具体情况，也可采用坐位，暴露腰腹部，此时前后穴位可同时针治。一般选取1.5寸的毫针，以便于施术(补泻手法、灸法)，四神针、定神针、太冲、内关等穴多选用1寸毫针。

四神针、智三针、脑三针取穴要点见第一章第一节；定神针取穴要点见第一章第四节；阳三针、阴三针取穴要点见第三章第一节。

2.遗精

【概念】

遗精指不因性生活而精液频繁遗泄的病症，又称"失精"。遗精有梦遗与滑精之分。有梦而遗精的称为梦遗。不因梦遗，甚至清醒时精液流出的称为滑精。

西医学认为，本病的发生，多因膀胱或直肠的充胀、睡眠时阴茎受压及精神心理因素致大脑皮质和脊髓性中枢功能紊乱，引起性功能的过度兴奋所致。常见于成年健康男子性功能障碍、前列腺炎、神经官能症、精囊炎、睾丸炎以及某些慢性疾病。

【中医辨证要点】

中医认为遗精病位在肾，多由肾气不能固摄所致。肾为先天之本，藏精之所，水火之脏。若所求不遂，情欲妄动，沉湎房事，精脱伤肾，劳倦过度，气不摄精,饮食不节,湿浊内扰等均可使肾不固摄,精关失守而致遗精滑泄。其证型主要为:肾虚不固、阴虚火旺以及湿热内蕴。肾虚不固者,遗精频作,甚则滑精,面色少华,头晕目眩,耳鸣,腰膝酸软或畏寒肢冷;阴虚火旺者,梦中遗精,夜寐不宁,头昏头晕,耳鸣目眩,心悸易惊,神疲乏力;湿热内蕴者,梦中遗精频作,尿后有精液外流,小便短黄混浊且热涩不爽,口苦烦渴。

【选穴及补泻手法】

主穴:四神针、定神针、智三针、阳三针、阴三针、命门(灸)、腰阳关(灸)。

配穴:肾虚不固者,加心俞、志室、命门、太溪、足三针穴;阴虚火旺者,加志室、太溪、手智三针穴;湿热内蕴者,加中极、足三针、中封穴。

肾虚不固者,针用补法,配合温针灸补法(气海、关元、肾俞、命门穴);阴虚火旺者,针用补法,不灸;湿热内蕴者,针用泻法,不灸。

【取穴要点及入针方法】

患者一般取仰卧位,宽衣解带,暴露下腹部,取两块毛巾,分别遮盖患者腹部上下(一般选取较隐秘的床位)。一般先取仰卧位,先针刺腹部的穴位,然后再采用俯卧位来针刺腰部的穴位。但有时根据临床具体情况,也可采用坐位,暴露腰腹部,此时前后穴位可同时针治。一般选取1.5寸的毫针,以便于施术(补泻手法、灸法),四神针、定神针、太冲、内关等四肢下端穴位多选用1寸毫针。

四神针、智三针取穴要点见第一章第一节;定神针取穴要点见第一章第四节;阴三针、阳三针取穴要点详见第三章第一节。

【临床体会】

"失精"之根本,不外元神失控或固摄失职,前者在脑,后者在骨,治疗上首先要调神,同时固本(肾气)。针灸治疗以调神针法为先,补肾固本为根,针或灸之补法尤为重要,医者要给予患者精神上的开导,患者自信心的提高对于本病的治疗是必须的。

3.早泄

【概念】

早泄是指阴茎插入阴道不到1分钟甚至刚触及阴道口便发生射精,不能进行正常性交的病症。

常见于西医学的男子性功能障碍。

【中医辨证要点】

中医学认为本病常因房事不节或者手淫过度,致肾气亏虚、肾阴不足、相火妄动或湿热下注、流于阴器;肝气郁结、疏泄失职;或大病、久病、思虑过度,致心脾两虚、肾失封藏、固摄无权而引起。因此,其辨证分型主要包括:肾虚不固、心脾两虚、阴虚火旺、肝经湿热以及肝郁气滞等。肾虚不固可见泄后疲乏,腰膝酸软,性欲减退;心脾两虚可见肢体倦怠,面色少华,心悸气短,失眠多梦;阴虚火旺可见遗精,阴茎易举,腰膝酸软,五心烦热,潮热盗汗;肝经湿热可见阴部潮湿,口苦纳呆,少腹胀痛,小便黄赤;肝郁气滞可见精神抑郁,焦虑不安,少腹不舒,牵引睾丸,胸闷叹息,少寐多梦等。

【选穴及补泻手法】

主穴:四神针、定神针、智三针、阳三针、阴三针。

配穴:肾虚不固型灸心俞、志室、命门穴;心脾两虚型灸心俞、脾俞、神门、足三里穴;阴虚火旺型泻手智针,补太溪穴;肝经湿热型灸中极、足三里、中封穴;肝郁气滞型导太冲、合谷穴。

【取穴要点及入针方法】

患者一般取仰卧位,宽衣解带,暴露下腹部,取两块毛巾,分别遮盖患者腹部上下(一般选取较隐秘的床位)。一般先取仰卧位,先针刺腹部的穴位,然后再采用俯卧位来针刺腰部的穴位。但有时根据临床具体情况,也可采用坐位,暴露腰腹部,此时前后穴位可同时针治。一般选取 1.5 寸的毫针,以便于施术(补泻手法、灸法),四神针、定神针、太冲、内关等四肢下端穴位多选用 1 寸毫针。

四神针、智三针取穴要点见第一章第一节;定神针取穴要点见第一章第四节;阴三针、阳三针取穴要点详见第三章第一节。

【临床体会】

命门、腰阳关主要以灸为主,可教会患者家属在家帮其温和灸,每天 1～2 次。

阳痿、遗精、早泄这三个病症与社会、环境、个人因素有关,在患者积极、主动治疗的前提下,医者一定要正确地开导患者。治疗此类疾病时首先要以调神为先,选取四神针、定神针,加之四神针灸法,同时需刺智三针、脑三针。阳痿、遗精、早泄因阴阳失调所致,故阴、阳三针并用。治疗过程中需补患者肝、肾之气,即太冲、太溪;阴三针以灸为主。阳痿即"阳之痿",治疗时以提升阳气为主,同时要配合任脉之阴廉、中极穴,针加灸配合;可教会患者家属回家每天帮其灸命门、肾俞、腰阳关、志室穴。

第二节 不 育 症

【概念】

不育是指育龄夫妇同居 2 年以上、性生活正常又未采用任何避孕措施,由于男方原因使女方不能受孕,又称"无子"、"无嗣"。

常见于西医学的精子减少症、无精子症、死精子症、精液不液化症、不射精症、逆行射精症等。

【中医辨证要点】

中医认为,本病与肾、心、肝、脾有关,尤其与肾的关系最为密切。多由于肾精亏虚、气血不足、肝郁血瘀和湿热下注等因素而致精少、精弱、精寒、精薄、精瘀等。因此其辨证分型主要包括:肾精亏损、肾阳不足、气血虚弱、气滞血瘀以及湿热下注。肾精亏损者,精液量少,或死精过多,或精液黏稠不化,精神疲惫,腰膝酸软,头晕耳鸣;肾阳不足者,精冷,腰酸,畏寒肢冷,面色无华;气血虚弱者,面色萎黄,少气懒言,体倦乏力,心悸失眠,头晕目眩,纳呆便溏;气滞血瘀者,睾丸坠胀,精索曲张,胸闷不舒;湿热下注者,死精过多,或伴遗精,小便短少,尿后滴白,口苦咽干。

【选穴及补泻手法】

主穴:四神针、定神针、阳三针、阴三针。

配穴:肾精亏损者,加太溪穴;肾阳不足者,加神阙穴;气血虚弱者,加脾俞、胃俞穴;湿热下注者,加中极、阴陵泉穴;气滞血瘀者,加太冲、期门、膈俞穴。

肾精亏损、肾阳不足、气血虚弱者,针用补法,配合温针灸补法(气海、关元、肾俞、命门、神阙、膈俞穴);气滞血瘀者,针用泻法,不灸或配合四神针灸法;湿热下注者,针用泻法,或针灸并用。

【取穴要点及入针方法】

患者一般取仰卧位,宽衣解带,或采用坐位,暴露腰腹部,此时前后穴位可同时针灸治之。一般选取1.5寸的毫针,以便于施术(补泻手法、灸法),四神针、定神针、太冲、内关等四肢下端穴位多选用1寸毫针。

四神针取穴要点见第一章第一节;定神针取穴要点见第一章第四节;阴三针、阳三针取穴要点详见第三章第一节。

【临床体会】

"阳三针"由气海、关元、肾俞穴组成,气海穴主一身之阳气,关元穴主持一身元气,肾俞穴为肾脏之气输注之处,三穴合用具有补肾精、固肾阳、补元气的作用。根据阴阳互根互藏,治疗过程中"阳三针"或"阴三针"应交替选用。该病患者多有抑郁、精神不振等"失神"的表现,因此在治疗中要强调调神的重要作用;其次在治疗的过程中需注意医患之间的沟通,使患者树立信心。同时配合中药和西药治疗,疗效更佳。

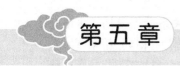

第五章

头面五官病证

　　头面五官病证包括眼、耳、鼻、咽喉、口腔等器官的疾病。五官的作用,古今认识是大致相同的,即眼主视觉,耳主听觉,鼻主嗅觉,但对支配这些器官的中枢,中西医的见解则不尽相同。西医认为五官功能的支配主要在脑,而中医却认为除了脑之外,还与脏腑经络的关系甚为密切。如《灵枢·五阅五使》说:"鼻者肺之官也,目者肝之官也,口唇者脾之官也,舌者心之官也,耳者肾之官也。"针灸治疗五官病证,必须理解和掌握好五官与脏腑、经络、脑等之间的关系。

　　脏腑与五官的关系:五官为脏腑之外窍,受脏腑精气的濡养,所以五官必须在脏腑功能正常的条件下,才能充分发挥作用。《灵枢·脉度》指出:"肺气通于鼻,肺和则鼻能知香臭矣;心气通于舌,心和则舌能知五味矣;肝气通于目,肝和则目能辨五色矣;脾气通于口,脾和则口能知五谷矣;肾气通于耳,肾和则耳能闻五音矣。五藏不和,则七窍不通。"通过五官的外候,又可反映脏腑的虚实。《素问·五脏别论》说:"五气入鼻藏于心肺,心肺有病,而鼻为之不利也。"

　　五官与经络的关系:经络是运行气血、输送营养的通道。五官与内脏组织的联系,必须依靠经络去进行。从分布于头面五官的经脉来看,更足以说明五官与经络关系甚为密切。《灵枢·邪气脏腑病形》:"十二经脉,三百六十五络,其血气皆上于面而走空窍,其精阳气上走于目而为睛,其别气走于耳而为听,其宗气上出于鼻而为嗅,其浊气出于胃,走唇舌而为味",指出了五官能接受声、光、味的刺激,是通过分布于五官诸窍的经络实现的。《内经》记载了经络分布于眼的具体部位:手太阳小肠经至目锐眦,支者至目内眦;手少阳三焦经至目锐眦;手少阴心经系目系;督脉上系两目之下中央;足少阳胆经起于目锐眦;足少阳经别系目系,合少阳于外眦;足阳明经别还系目系;手少阴心经别合目内眦;跷脉属目内眦;手少阴别络属目系;足太阳经筋其支者为目上纲;足阳明经筋阳明为目下纲;足少阳经筋结于目眦为外维;手太阳经筋上属目外眦;手少阳经筋循耳前,属目外眦。

五官与脑的关系:《内经》认为,五官位于头面,最接近脑,与脑关系甚为密切。五官与脑的联系方式,可分为直接属于脑和通过经脉间接与脑联系两种。其直接连于脑者,如《灵枢·大惑论》说:"五脏六腑之精气,皆上注于目而为之精,精之窠为眼,骨之精为瞳子,筋之精为黑眼,血之精为络,其窠气之精为白眼,肌肉之精为约束,裹撷筋骨血气之精而与脉并为系,上属于脑","眼系以入于脑",指出眼球后之束状组织直接连于脑,并受脑的支配。

第一节 视弱(视神经萎缩)

【概念】

视神经萎缩是指视网膜神经节细胞轴索广泛损害,出现萎缩变性。以视功能损害和视神经乳头苍白为主要特征,是一种严重影响视力的慢性眼底病,也是致盲率较高的一种眼病,成为诸多内障眼病的最终结局。

视神经萎缩分为原发性和继发性两大类。如视网膜、视神经的炎症、退变、缺血、外伤、遗传等因素,眶内或颅内占位性病变的压迫,其他原因所致视乳头水肿、青光眼等均可能引起视神经萎缩。临床表现为视乳头颜色变淡或苍白,视力不同程度、不同速度的下降,视野向心性缩小、缺损、偏盲,甚至视神经功能完全丧失。视盘周围神经纤维层病损时可出现裂隙状或楔形缺损,前者变成较黑色,为视网膜色素层暴露;后者呈较红色,为脉络膜暴露。如果损害发生于视盘上下缘区,则更易识别,因该区神经纤维层特别增厚,如果病损远离视盘区,由于这些区域神经纤维层变薄,则不易发现。视盘周围伴有局灶性萎缩常提示神经纤维层有病变,乃神经纤维层在该区变薄所致。虽然眼底镜检查即可发现,但用无赤光检眼镜和眼底照相较易检查。视盘小血管通常为9~10根,如果视神经萎缩,这些小血管数目将减少。同时尚可见视网膜动脉变细和狭窄、闭塞,但该现象不是所有视神经萎缩皆有,一般球后视神经萎缩无影响,如果视神经萎缩伴有视网膜血管改变,则必须直接影响视网膜血管,才能发生视网膜血管的改变。原发性视神经萎缩视盘境界清晰,生理凹陷及筛板可见;继发性视神经萎缩视盘境界模糊,生理凹陷及筛板不可见。

【中医辨证要点】

本病属于中医学"青盲"、"视瞻昏渺"的范畴。多因先天禀赋不足、肝肾亏损、精血虚乏,目窍痿闭、神光不得发越于外;或目系受损、脉络瘀阻、精血不能上荣于目所致。中医辨证分为肝气郁结、气血瘀滞、肝肾亏虚三型。肝气郁结型表现为情志不舒,急躁易怒,郁闷胁痛,口苦,舌红苔薄,脉弦;气血瘀滞型表现为有头或眼部外伤史,头痛,眩晕,健忘,舌色黯有瘀斑,脉涩;肝肾亏虚型表现为双眼干涩,头晕耳鸣,咽干面潮红,遗精腰酸,舌红苔薄,脉细数。

【选穴及补泻手法】

主穴:眼三针、脑三针、养老、光明、风池。

配穴:肝气郁结型导太冲、合谷穴;肝肾亏虚型补太溪、太冲穴;气血瘀滞型泻三阴交、血海穴。

眼三针要留针,每隔 5～10 分钟轻刮及捻转针柄即可。不做提插补泻手法,于养老、光明及配穴行补泻手法,留针 1 小时以上。

【取穴要点及入针方法】

跟患者解释清楚后,使之仰卧位,宽衣解带,医者位于患者的右边,嘱患者放松,枕头置于患者的后脑枕骨上,以使风池穴针后有足够的空间留针。成人用 1.5 或 2 寸的毫针,小儿用 1 寸毫针。

眼三针位于眼球和眼眶之间,眼 I 针位于睛明穴内上二分,针前先用针柄探穴。眼 II 针位于上眼眶的下缘与眼球之间,用针柄向上眼眶下缘内侧探穴。眼 III 针位于下眼眶上缘与眼球之间,用针柄往下眼眶上缘探穴,大约承泣穴的位置。

以从内向外的顺序针刺眼三针各穴,探穴消毒后不需要拨动眼球,嘱患者放松,自然闭目,眼球不要动,哭闹、不配合之人勿针,眼 I 针用指力使针尖透皮,稍往外刺,沿眼底方向徐徐进针,眼 II 针往上眼眶的下缘方向刺,当刺入 2 分后将针柄向上扳,此时针尖则向眼底方向,若针下有硬感则是刺及眼眶壁,若针下有韧性感则是刺及眼球,以上两种情况均不能继续进针。眼 III 针于下眼眶上缘进针,用指力使针尖透皮后,针柄稍往下扳,使针尖稍往眼底方向徐徐进针。正常的进针是很顺利、很轻松的,可以刺 1.2～1.4 寸,要留一部分针身在皮肤外面以观察针后的动态,进针过程中要察言观色,医者要用意在针,徐徐进针,直达眼底。坐位针脑三针与风池穴后,左手扶额头右手扶枕部保护风池穴上的针,慢慢让其躺下,头上带针枕在枕头上,风池穴悬空,再针眼三针。养老穴取穴要两掌心相对放在胸口上,用 1 寸针向上斜刺;光明用 1 寸针刺,得气为度。进针过程出现流泪是正常现象,若患者出现疼痛不适时要及时调整毫针,以舒适为度。

【临床体会】

视神经萎缩的患者表现为视力逐渐下降,视物不清,甚至失去光明,眼底感觉是寒冷、黑暗的。现在的西医治疗有药物、激光等,效果不理想,前来求诊的患者往往经过了长时间的西医治疗,因效果不明显而心情抑郁,带着尝试的心态接受针刺治疗的,此时要给患者树立信心。针完后,若患者眼底发热,有温热感就表明眼底部血运加强,由寒变暖了,这是好现象。出针的时候一定要按进针的反方向缓慢出针,继续保持仰卧位按压至少5分钟,若有出血,则血流流至眼底,对眼底是良性刺激,且要与患者说明此作用,不用担惊受怕,一般治疗4个月方可见效,同时配合西医、中药效果更佳。

第二节　面痛(三叉神经痛)

【概念】

三叉神经痛是以面部三叉神经分布区内出现阵发性、短暂性剧烈疼痛为主症的疾病。受寒、感染、耳病,或肿瘤压迫、炎症、血管畸形等因素,都可引起三叉神经痛。中年人、妇女发病较多。疼痛仅局限于三叉神经分布区域内,好发于第二和第三支,所以,疼痛以面颊上、下颌部为常见。痛多起自一侧,先由局部某一点受刺激而开始。寒冷、洗面、咀嚼等引起突然发作,呈阵发性而短暂,发作数秒或数分钟后缓解,每次发病,可连续数小时或数天,在此期间常反复发作。疼痛甚剧,如刺如烙,每日发作的次数不定,患者表情痛苦,面部有痉挛和流泪,食欲不振,病情持久,病者精神抑郁憔悴。原发性三叉神经痛一般无神经系统阳性体征。如伴有其他神经系统损害症状,或疼痛持续,就应该考虑是否为颅内疾患所致。

【中医辨证要点】

中医学认为,本病多因外感风邪、情志不调、外伤等因素致经络不通所致。风寒之邪侵袭面部阳明、太阳经脉,寒性收引,凝滞筋脉,气血痹阻;或因风热毒邪侵淫面部,经脉气血壅滞,运行不畅;外伤或情志不调,或久病入络,使气滞血瘀。面部经络气血痹阻,经络不通,产生面痛。按经络辨证,眼部痛主要属足太阳经病证;上颌、下颌部痛主要为手、足阳明和手太阳经病证。

中医辨证分为风寒、风热和气血瘀滞三型。风寒型表现为有感受风寒史,面痛遇寒则甚,得热则轻,鼻流清涕,苔白,脉浮紧;风热型表现为痛处灼痛感,流涎,目赤流泪,苔薄黄,脉浮数;气血瘀滞型表现为多有外伤史,或病程日久,痛点多固定不移,舌黯或有瘀斑,脉涩。

【选穴及补泻手法】

主穴:叉三针、合谷。

分经辨证配穴:第一支分布区配太阳、阳白穴;第二支分布区配迎香、四白穴;第三支分布区配禾髎、颊车、下关穴。风寒型配列缺穴;风热型配曲池、外关穴;气血瘀滞型配血海、三阴交穴。

重点在于五输穴上行补泻手法。

【取穴要点及入针方法】

患者仰卧位,宽衣解带,嘱患者放松,用1寸、1.5寸毫针。

下关闭口取穴,针后嘱患者不宜说话;太阳穴位于眼眶后目锐眦凹陷中,鱼腰位于眉中凹陷中;阳白位于目上额头,四白位于目下,指探有凹陷;大迎探之有跳动感,按之凹陷。

太阳穴:针尖快速透皮后缓慢直刺,若有硬感及时调整方向,可刺0.8寸,注意观察患者面目表情以判断针感和得气;下关穴可刺1~1.2寸;鱼腰穴直刺入针,稍向眼下斜刺;刺阳白穴时,将针尖向上提2分,针尖透皮后向下平刺;针四白穴,直刺入针后向下斜刺;大迎穴:咀嚼肌前直刺2~3分。

【临床体会】

针刺后的疗效与取穴的准确、针刺得气、远端的补泻手法密切相关。以叉三针作为病变局部取穴为主,按疼痛的部位分辨归属经脉后,选该经脉远端的郄穴或五输穴(最好选"输"穴行泻法或导气法,止痛效果更好)。

第三节 面肌痉挛

【概念】

面肌痉挛是以阵发性、不规则的一侧面部肌肉不自主抽搐为特点的疾病,属于中医学的"面风"、"筋惕肉瞤"。多见于青壮年,女性多于男性。

本病以神经炎症、神经血管压迫等神经损伤为主要原因,多由于高级神经中枢活动障碍,皮质兴奋性增高所致。诱发本病的因素主要有膝状神经节受到病理性刺激、精神紧张、疲劳、面部随意运动过度、用眼过度等。

【中医辨证要点】

中医学认为,本病主要是面部经筋出现筋急的病变。外邪阻滞经脉或邪郁化热而使气血运行不畅,筋脉拘急而抽搐之邪实型;或阴虚血少、筋脉失养,导致虚风内动而抽搐之正虚型。《素问·至真要大论》云:"诸风掉眩,皆属于肝。诸寒收引,皆属于肾。"说明本病与肝肾的关系密切。

【选穴及补泻手法】

主穴:面肌针;

　　　　眼睑痉挛组:四白、下眼睑阿是穴;

　　　　口肌痉挛组:地仓、口禾髎、迎香。

配穴:邪实型合谷穴行泻法,正虚型太冲、太溪、合谷穴行补法。

一般面部的穴位留针,两型均可采用针后加灸的方法,邪实者行灸泻法,正虚者行灸补法。

【取穴要点及入针方法】

患者一般取仰卧位,暴露患侧面部以便于施术。面部穴位一般选取1.5寸的毫针,以便于针后加灸。

【临床体会】

对于面肌痉挛患者,要注意对其"神"的调节,一般多配合四神针灸法,临床中这类疾病可配合电针辅助治疗,对于穴位的补泻手法需注意其刺激强度。

靳三针疗法注重的是手法,很少会用到电针,但面肌针治疗面肌痉挛时一定会用到电针,具体方法是:针刺得气后,四白穴与下眼睑阿是穴为一组,地仓穴与禾髎穴或迎香穴为一组,选用连续的疏波,调整强度至患者能耐受程度时,逐渐加大密度至最大密度,此时患者面肌会被动抽动,但并不痛苦,反而会觉得特别舒服。电针时间为20分钟左右,停止电针后方在远端穴行补泻手法。

第四节 面 瘫

【概念】

面瘫是以口、眼向一侧歪斜为主要表现的病症,又称为"口眼歪斜"。本病可发生于任何年龄,多见于冬季和夏季。

本病常见于西医学的面神经麻痹,以及风湿性面神经炎,或茎乳孔内的面神经肿胀受压,或血液循环障碍等也可形成本病。

【中医辨证要点】

中医学认为劳作过度,机体正气不足,脉络空虚,卫外不固,风寒或风热之邪乘虚入中面部经络,致气血痹阻,经筋功能失调,筋肉失于约束,出现喎僻。结合经络循行可知,眼睑不能闭合主要为足太阳和足阳明经筋功能失调所致;口颊部主要为手太阳和手、足阳明经筋所主,因此口歪主要系该三条经筋功能失调所致。该病主要可分为风寒证、风热证以及血虚风动证。风寒证面部有受凉史,风热证一般多继发于感冒发热,二者均多见于发病初期;血虚风动证多见于恢复期或病程较长的患者,兼见肢体困倦无力,面色淡白,头晕等症。

【选穴及补泻手法】

主穴:面瘫针、翳风、牵正、合谷;

　　　额睑瘫组:阳白、四白、太阳;

　　　口面瘫组:迎香、地仓透颊车、夹承浆、水沟。

配穴:风寒证加风门、风池、肺俞穴;风热证加大椎、曲池、外关、内庭、攒竹穴;血虚风动者,加攒竹、足三里、膈俞穴。

风寒证,面部穴位留针后加温和灸,重点温和灸翳风和牵正穴。风热证,翳风穴浅刺、捻转不留针,人中穴速刺不留针,风池、阳白穴速刺不留针,内庭穴用泻法,不灸;血虚风动者,足三里穴用补法,配合温针灸补法(牵正、膈俞、足三里穴)。合谷穴采用导气同精法。

【取穴要点及入针方法】

患者一般取仰卧位,暴露患侧面部以便于施术。面部穴位一般选取1寸的毫针,以便于施术(补泻手法),翳风、牵正选用1.5寸毫针,以便于施灸。

【临床体会】

对于面瘫的治疗,首先要辨明寒热;其次在面瘫初期不宜使用强刺激,手法宜轻柔,一般较少采用电针、神灯等辅助治疗措施;因其病变在面部,较多患者会比较焦虑,因此在治疗时需要注意对患者"神"的调节。同时配合牵正散等中药治疗,效果更好。

第五节 鼻 疾

【概念】

鼻渊是以鼻流腥臭脓涕、鼻塞,或嗅觉丧失为主要表现的病症,相当于西医学中的鼻窦炎。鼻鼽,西医称之为过敏性鼻炎,以发作性鼻涕清稀量多,鼻痒,打喷嚏为主症,本病多因肺气虚弱,卫阳不固,风寒乘虚而入,寒邪凝滞鼻窍,津液内停所致。

【中医辨证要点】

鼻渊分肺经热盛、胆经郁热、脾经湿热三型。而鼻鼽多以肺卫不固为主。

【选穴及补泻手法】

主穴:鼻三针、脑三针、合谷。

配穴:鼻渊属肺经热盛型配列缺、尺泽穴行泻法,印堂穴改攒竹穴浅刺;胆经郁热型配风池、头临泣、太冲,行泻法;脾经湿热型配内庭、阴陵泉,行泻法。鼻鼽者多刺素髎穴并留针,温和灸背三针。

【取穴要点及入针方法】

坐位或仰卧位,1寸毫针。

针鼻通穴时,应先用食指按压一下穴位以探准穴,如不探准穴位,针的深度和角度就不好掌握,或很容易刺中鼻骨,引起出血或疼痛,应向下斜刺,得气为度。过敏性鼻炎,针迎香穴时在针尖透皮后横向刺,即针尖向鼻翼底方向斜刺;若为鼻窦炎,针迎香穴时在针尖透皮后向上沿鼻唇沟斜刺。印堂穴要从该穴上1~2分处进针,针尖透皮后垂直向下平刺达鼻根部。

【临床体会】

鼻三针的穴位针感都特别强,多数患者会因刺激而流泪,这属正常现象,而且疗效会更好。针灸治疗鼻疾可有立竿见影的效果,很多患者经一次治疗后症状就明显减轻,有的患者甚至三次就痊愈了,对于一些对针灸治疗敏感性一般的患者,往往配合经络注血疗法及中药,效果更佳。

第六节 耳鸣耳聋

【概念】

耳鸣、耳聋是一种听觉功能异常的病症,耳鸣是自觉耳内鸣响,妨碍听觉的症状;耳聋则是听力不同程度的减退,甚至完全丧失,其轻者又称为"重听",重者则称为"耳聋"。常见于西医学的许多疾病,包括耳科疾病、脑血管疾病、高血压病、动脉硬化、贫血、红细胞增多症、糖尿病、感染性疾病、药物中毒及外伤性疾病等。

【中医辨证要点】

《诸病源候论》曰:"肾为足少阴之经而藏精,气通于耳。耳,宗脉之所聚也。"而手足少阳经均穿行于耳,肾开窍于耳。本病可分为虚实两端。实证责之于外感风热或内伤情志、饮食,而致痰湿内生,气郁化火,循经上扰,蒙蔽清窍所致;虚证则多由久病体虚、气血不足,劳倦纵欲、肾精亏损,经血不能上承,耳窍失养所致。因此,耳部疾病主要与手足少阳经、肾经等密切相关。其实者,主要指肝阳上亢所致,可见耳鸣、耳聋每于郁怒之后突发或加重,或有耳胀痛,伴头痛、面赤、口苦咽干、心烦易怒、大便秘结等;其虚者,主要以肝肾阴虚为主,症见耳聋渐至,耳鸣夜间尤甚,兼失眠、头晕、腰膝酸软等。

【选穴及补泻手法】

主穴:耳三针、脑三针、颞三针、足智三针。

配穴:肝肾阴虚者,补太溪、太冲穴;肝阳上亢者,补太溪、太冲穴,泻行间穴。

【取穴要点及入针方法】

患者一般取仰卧位,暴露患侧耳部、面部以便于施术。耳三针多采用1.5寸的毫针,颞三针、足智针等采用1寸毫针针刺。先刺完骨穴,向内耳方向刺1.2寸左右,听宫、听会穴需张口取穴并深刺1.2寸左右方合口。颞三针、足智三针取穴要点见第一章第一节。

【临床体会】

靳三针疗法对于耳鸣耳聋有理想的效果,对于暴聋、实证者其收效较快,而对于虚证久病者其取效较慢,耳鸣的治疗效果较耳聋的要差,此时需与患者做好沟通,不要为求效果而加强刺激手法。同时配合中医药调理,可取得更好的效果。

第七节 头　痛

【概念】

头痛,又称"头风",是指以头部疼痛为主要临床表现的病症。

常见于西医学内、外、妇、神经、五官等各科疾病中。包括西医学的紧张性头痛、血管神经性头痛以及脑膜炎、高血压、脑动脉硬化、头颅外伤、脑震荡后遗症等疾病。

【中医辨证要点】

头为"髓海",又为诸阳之会、清阳之府,五脏六腑之气皆上会于头。若外邪侵袭或内伤诸疾皆可导致气血逆乱,瘀阻脑络,脑失所养而发生头痛。因此中医学认为头痛分为外感和内伤两种,外感头痛虽有因感受风、寒、湿、热等邪之分,但均以经络辨证为主,即按疼痛的部位辨经脉以取穴。内伤头痛主要包括肝阳、肾虚、气血亏虚、痰浊、瘀血头痛,均以脏腑辨证取穴。阳明头痛主要是前额疼痛,包括眉棱骨痛和因眼(如青光眼)、鼻(如鼻窦炎)、上牙病引起的疼痛;少阳头痛即偏头痛,包括耳病引起的疼痛在内;太阳头痛即后枕痛,包括落枕、颈椎病引起的疼痛在内;厥阴头痛即巅顶痛,包括高血压引起的疼痛在内;全头痛即整个头部的疼痛,难以分辨出具体的疼痛部位,则以脏腑辨证后选相应经穴治之。

【选穴及补泻手法】

主穴:晕痛针、阿是穴。

配穴:风寒头痛者,加灸风府、风门穴;风热头痛者,加泻曲池、风池穴;肝阳头痛者,加泻行间、涌泉穴;肾虚头痛者,加补肾俞、太溪、关元、命门、气海穴;气血亏虚者,针加灸足三针、阳三针、肝俞、脾俞穴;痰浊头痛者,加丰隆、足三里、脾俞穴。瘀血头痛者,加导血海、膈俞穴;阳明头痛者,加灸头维穴;少阳头痛者,加导外关、率谷、中渚穴;太阳头痛者,加灸天柱、后顶穴,导后溪、昆仑穴;厥阴头痛者,加灸通天、足智三针穴;偏正头痛者,加灸头维、外关穴。分经辨证时,均可配合温针灸法,合谷、太冲穴多用导气同精法。

【取穴要点及入针方法】

患者一般取仰卧位,有背部腧穴者先取仰卧位再俯卧位针刺。晕痛针采用1寸的毫针,风池穴多采用1.5寸毫针针刺,躯干部穴位多采用1.5寸毫针,手足部多采用1寸毫针。

晕痛针取穴要点详见第一章第五节;风池取穴要点详见第一章第三节。

【临床体会】

头痛是临床的一种常见病,多发病,治疗时首先需辨明其病因、病性;靳三针对于本病的治疗特色在于重视四神针的温针灸以及远端五输穴补泻手法的运用。头痛的治疗离不开情志的调节,需要自身、家庭的协调。在临床的治疗过程中可将八纲辨证与分经辨证相结合,配合温针灸效果会更显著。同时配合中药和西药治疗,可获得更好的疗效。

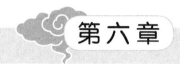

第六章

肢体躯干病证

靳三针疗法治疗肢体躯干的病证以颈劳、肩劳、腰劳、坐骨神经痛、膝劳、踝伤最为常见且效果明显,这类病证的发病是由于长期劳损或外伤,导致经络气血不荣,不荣则痛,或经脉不通,不通则痛。痹证是由于风、寒、湿三气杂至,合而为痹。痿证是因内伤情志,思虑过度,五志之火内炽,销铄肺津,而致肺热叶焦,继而清肃之力不行,水精四布失常,五脏失养,五体因而失用。带状疱疹是由感受风火或湿毒之邪引起,与情志、饮食、起居失调等因素有关。风疹的发生是由禀赋不足,风邪为患引起。瘿气多因饮食损伤脾胃,湿聚痰凝;或情志不畅,忧思郁结,气滞痰凝;或素体阴虚,炼液成痰,遂成血瘀,气、痰、瘀三者互结于颈部而发。瘰疬是由于时行温热疫毒之气或外感风温邪毒从口鼻而入,夹痰火壅阻少阳、阳明之脉,郁而不散,结于腮部所致。故本章疾病的治疗多注重温通、行气、活血、祛湿和扶正。

第一节 颈 劳

【概念】

颈劳,顾名思义为颈部劳损所致的病证,是指由于长期劳损或外伤,导致颈部活动不利或疼痛。西医称之为"颈椎病",是增生性颈椎炎、颈椎间盘脱出以及颈椎间关节、韧带等组织的退行性改变刺激和压迫颈神经根、脊髓、椎动脉和颈部交感神经等而出现的一系列综合征。

【中医辨证要点】

本病以经络辨证为主。除颈项局部病症外,伴有上肢外侧前缘疼痛者为手阳明经筋证;伴上肢外侧正中疼痛者为手少阳经筋证;伴上肢外侧后缘疼痛者为手太阳经筋证。

【选穴及补泻手法】

主穴:颈三针。

配穴:手阳明经筋证取曲池穴行导法;手少阳经筋证取肩井穴留针,外关穴行导法;手太阳筋经证取后溪穴行导法。

【取穴要点及入针方法】

受术者采取坐位,施术者正对其背而立,颈三针、曲池穴选用1.5寸毫针,其他穴位选用1寸毫针。

天柱:施术者左手轻扶受术者额部,右手拇指和食指在其颈部斜方肌外缘之后发际凹陷中,约在后发际正中旁开1.3寸处探及天柱穴。用酒精棉球消毒后,手持针柄,将针尖置于穴位上,两神合一,快速捻转透皮后,缓慢向正前方入针,得气为度,注意不得向内上方斜刺,否则易伤及延髓。

百劳:施术者在受术者大椎直上2寸,左右各旁开1寸以食指按压,有明显疼痛感处即为百劳穴。用酒精棉球消毒后,手持针柄,将针尖置于穴位上,两神合一,快速捻转透皮后,缓慢向正前方入针,得气为度。

大杼:施术者在受术者背部,当第1胸椎棘突下,旁开1.5寸处探及大杼穴。用酒精棉球消毒后,手持针柄,将针尖置于穴位上,两神合一,快速捻转透皮后,使针尖与皮肤呈45°缓慢斜刺入针6~8分,得气为度,注意不能深刺,以免引起气胸。

【临床体会】

治疗颈劳时,还可取阿是穴进行针刺。颈三针和阿是穴往往行针后加灸法。同时也要嘱患者注意颈部保健,防寒保暖。如果是颈椎生理曲度改变的,可嘱其将毛巾卷至适当的高度,睡眠时垫于颈部下方,代替普通枕头。

由于颈劳常伴有眩晕、头痛等症,多为气血不能上荣所致,针灸治疗过程中,一定要让患者放松颈项部,手法不当或太过紧张不利疗效且容易引起晕针。临床上最易出现晕针的方法是电针颈部穴位强度过大,因此尽量少用或不用电针,切记!

第二节 肩 劳

【概念】

肩劳是指由于长期劳损或外伤引起的肩部疼痛或肩关节活动不利。西医认为本病是多种原因所致的肩部肌肉、肌腱、滑囊和关节囊等软组织的无菌性炎症,日久造成肩关节周围疼痛,肩关节内外粘连,活动受限,称之为"肩关节周围炎",简称"肩周炎"。

【中医辨证要点】

本病以经络辨证为主。除肩关节局部及周围疼痛外,当活动或静止状态下出现以肩前中府穴区疼痛为主,后伸疼痛加剧者为太阴经筋证。以肩外侧肩髃、肩髎穴处疼痛为主,三角肌压痛,外展疼痛加剧者为阳明少阳经筋证。以肩后侧肩贞、臑俞穴处疼痛为主,肩内收时疼痛加剧者为太阳经筋证。

【选穴及补泻手法】

主穴:肩三针。

配穴:太阴经筋证者取尺泽穴行导法;阳明经筋证者取合谷穴行导法;少阳经筋证者取中渚、外关穴行导法;太阳经筋证者取后溪穴行导法。

【取穴要点及入针方法】

受术者采取坐位,施术者与其患肩同侧而立。肩三针采用1.5寸毫针,其他穴位采用1寸毫针。

针刺前施术者将食指置于受术者的肩峰上,往臂臑方向找到肩峰下的凹陷处,即为肩Ⅰ针。用酒精棉球消毒后,手持针柄,将针尖垂直向下置于穴位上,两神合一,快速捻转透皮后,缓慢入针,察言观色,得气为度。施术者在受术者肩Ⅰ针的前方旁开约2寸处,也就是肩关节前凹陷处探及肩Ⅱ针,用酒精棉球消毒后,手持针柄,将针尖置于穴位上,与肩Ⅰ针约呈45°角,两神合一,快速捻转透皮,察言观色,缓慢入针,得气为度。肩Ⅲ针在肩Ⅰ针的后方旁开约2寸处,也就是肩关节后凹陷处,入针方法同肩Ⅱ针。肩三针入针完毕后,3支针应在同一平面上,形成的2个夹角均约45°。

【临床体会】

肩劳患者往往不容易将患侧手臂举起,故不方便针刺肩髃等必须举臂才能取到的穴位,肩三针的优点就在于患者不必举臂,应用时还可以加阿是穴,往往用两支1.5寸毫针合并一起刺入,又称双针刺痹法,针刺完毕后,在局部施以温和灸,效果更好。临床上我们常在针灸治疗结束后,选取肩部阿是穴行经络注血疗法,隔天1次,3次为一疗程,效果更佳。应嘱患者注意保健,避风寒,适当活动肩关节。

第三节 腰 劳

【概念】

腰劳是指由长期劳损或外伤引起的以腰部疼痛为主要症状的一种病症。常见于西医的肾脏疾病、风湿病、类风湿病、腰部肌肉骨骼的劳损及外伤等。

【中医辨证要点】

分经辨证:以脊中疼痛为主者,属督脉病变;以脊旁疼痛为主者,属膀胱经病变。

脏腑辨证:腰部有受寒史,天气变化或阴雨风冷时加重,腰部冷痛重着、酸麻,或拘挛不可俯仰,或疼痛连及下肢者为寒湿腰痛。腰部疼痛,重着而热,暑湿阴雨天气症状加重,活动后或可减轻,身体困重,小便短赤,苔黄腻,脉濡数或弦数者为湿热腰痛。腰部有劳损或陈伤史,晨起、劳累、久坐时加重,腰部两侧肌肉触之有僵硬感,痛处固定不移者为瘀血腰痛。起病缓慢,腰部隐隐作痛(以酸痛为主),乏力易倦,脉细者为肾虚腰痛。

【选穴及补泻手法】

主穴:腰三针。

配穴:督脉病变者取腰俞、腰阳关、命门穴行针后加艾灸导气同精法;膀胱经病变者取委阳、昆仑穴行导气同精法。寒湿腰痛者取腰眼、志室、腰阳关穴行针后加艾灸导气同精法。湿热腰痛者取三焦俞穴行针后加艾灸导气同精法。瘀血腰痛取三阴交、血海穴行导气同精法,取膈俞穴行针后加艾灸导气同精法。肾虚腰痛者取腰眼、志室、命门穴行针后加艾灸补法,取太溪穴行补法。

【取穴要点及入针方法】

受术者采取俯卧位,腰部穴位及委中、委阳穴采用1.5寸毫针,其他穴位采用1寸毫针。

肾俞:施术者双手触及受术者的髂棘最高点,与之相平的是第4腰椎棘突,顺着第4腰椎棘突向上2个棘突为第2腰椎棘突,在第2腰椎棘突下旁开1.5寸处即为肾俞穴,施术者可用指甲点按稍做标记。用酒精棉球消毒后,手持针柄,将针尖垂直置于穴位上,两神合一,快速捻转透皮,缓慢入针,得气为度。

大肠俞:大肠俞穴在第4腰椎棘突下旁开1.5寸处,取穴要点及入针方法可参考肾俞穴。

委中:施术者在受术者腘横纹中点的凹陷处探及委中穴。用酒精棉球消毒后,手持针柄,将针尖垂直置于穴位上,两神合一,快速捻转透皮,缓慢入针,得气为度。

【临床体会】

临床上多用双针泻法,即以两支针合并刺入委中穴,行3次泻法后缓慢出针,摇大气孔,令其血出。瘀血腰痛者可用点刺放血加运动疗法,具体做法是:在地面上铺报纸一张,嘱受术者双腿分开与肩同宽,站在报纸上,施术者在患者侧面,采取蹲位,嘱受术者缓慢360°活动腰部,用注射针头或毫针点刺双委中,使静脉血流出,嘱受术者继续活动腰部,慢慢加大幅度;或针刺双委中,留针,按前法嘱受术者活动腰部。对于椎间盘突出症的治疗,有手术疗法和保守疗法。手术疗法是直接摘除突出的椎间盘,而保守疗法则是指针灸推拿、中西药物等疗法。针灸的作用并不是使突出的椎间盘归位,而是改善病理现象——

疏通局部经络经筋,使腰部肌肉得到放松,消除水肿,不让腰椎间盘再突出。治疗时应嘱受术者改变工作生活习惯,多运动。游泳是最佳运动方式,此外还可吊单杠。本病配合局部拔罐、推拿、牵引及中药治疗,疗效更好。

第四节　坐骨神经痛

【概念】

坐骨神经痛是指沿着坐骨神经通路分布的区域疼痛,与《内经》记载的周痹证"随脉以上,随脉以下,不能左右"相符合。

【中医辨证要点】

常因受寒或受湿引起,起病较急,沿坐骨神经放射痛和压痛明显,起病数日后加剧,经数周或数月后,逐渐缓解者为原发性坐骨神经痛。一般有原发病可查,咳嗽、打喷嚏、排便可使疼痛加剧,腰椎旁有压痛或叩击痛,腰部活动受阻,以及活动时下肢有放射性疼痛者为继发性坐骨神经痛。

【选穴及补泻手法】

主穴:坐骨针。

配穴:原发性坐骨神经痛者取绝骨穴行导气同精法。继发性坐骨神经痛者取第3~5腰椎夹脊穴行针后加艾灸导气同精法,取承山、绝骨穴行导气同精法。腰部可选用腰眼、次髎穴,针后加灸法。

【取穴要点及入针方法】

受术者取俯卧位,坐骨点采用3寸毫针,绝骨、昆仑穴采用1寸毫针,其他穴位采用1.5寸毫针。

坐骨点:施术时应选取较为隐蔽的地方,嘱受术者宽衣解带,暴露出臀部的上1/2,取毛巾被一条,将一边塞入受术者的裤头,露出部分刚好可盖住其大腿后部,既可保暖,又可对裤头起固定作用,便于施术。施术者以一夫法在受术者臀沟尽头旁开约3寸处探及坐骨点,用酒精棉球消毒后,手持针柄,将针尖置于穴位上,两神合一,快速捻转透皮后,缓慢入针,得气为度(切忌大力提插以求"放电感")。

昆仑:施术者在受术者外踝与跟腱之间的凹陷处探及昆仑穴,用酒精棉球消毒后,手持针柄,将针尖置于穴位上,两神合一,快速捻转透皮后,缓慢入针,得气为度。

针后加灸肾俞、大肠俞,双针泻委中穴(腰三针),详见本章第三节。

【临床体会】

坐骨针治疗坐骨神经痛,针后加电针是其特色。以腰眼、坐骨点为一组,肾俞(或阿是穴)、大肠俞为另一组,选连续波,强度以患者适应且舒适为度,可提高疗效。此外,配合中西药物治疗,疗效更佳。

第五节 膝 劳

【概念】

膝劳是指由年老体弱、长期劳损或外伤引起的以膝关节疼痛、活动不利为主要症状的一种病证。常见于西医学的膝关节炎和膝关节退行性变。

【中医辨证要点】

本证以寒、瘀、虚为主,膝部有受寒史,天气变化或阴雨风冷时加重,冷痛重着、酸麻,不可屈伸,舌红苔白,脉滑者为寒湿型。膝部有劳损或陈伤史,晨起、久行时加重,痛处固定不移,舌黯红,苔薄,脉涩或结代为瘀血型。起病缓慢,膝部以酸痛为主,乏力易倦,舌红少苔,脉细者为肾虚型。

【选穴及补泻手法】

主穴:膝三针。

配穴:寒湿者取阴陵泉、阳陵泉行导法后加灸;瘀血者取血海穴双针泻后加灸法,取足三里、三阴交穴行导法。肾虚者取三阴交、太溪穴行补法。

【取穴要点及入针方法】

最佳体位为坐位,若采取仰卧位,须在受术者双膝关节下垫一枕头或卷起的毛巾被,使其呈屈膝状态以暴露出双膝眼。三阴交、太溪穴采用1寸毫针,其他穴位采用1.5寸毫针。

双膝眼:受术者屈膝,施术者的拇指与食指在其膝关节下内外两侧的凹陷中探及内、外膝眼穴。用酒精棉球消毒后,手持针柄,将针尖置于穴位上,两神合一,快速捻转透皮,针尖向内侧缓慢入针1~1.5寸,但不是刺入关节腔内,察言观色,得气为度。内、外膝眼穴入针方法相同。

血海:受术者屈膝,施术者正对受术者,右手(或左手)虎口自然张开,掌心盖住其左髌骨(或右髌骨)下缘,五指朝上,拇指端下即为血海穴。用酒精棉球消毒后,手持针柄,将针尖置于穴位上,两神合一,快速捻转透皮后,直刺缓慢入针,察言观色,得气为度,常用双针泻法。

梁丘:受术者屈膝,施术者正对受术者,右手(或左手)虎口自然张开,掌心盖住其左髌骨(或右髌骨)下缘,五指朝上,食指指端下即为梁丘穴。用酒精棉球消毒后,手持针柄,将针尖置于穴位上,两神合一,快速捻转透皮后,直刺缓慢入针,察言观色,得气为度。

【临床体会】

本病常见于老年人及膝关节损伤后之人,治疗上应注重艾灸的应用,往往能取得很好的效果。此外,可在局部行拔罐法。同时应嘱受术者平素注意保护膝关节,佩戴护膝,少进行剧烈运动,可常打太极拳。配合中药敷贴,疗效更好。

第六节 踝 伤

【概念】

踝伤是指因外伤引起的踝部疼痛、活动不利。西医指踝关节或软组织损伤(如肌肉、肌腱、韧带、血管等损伤),而无骨折、脱臼、皮肉破损的病症。

【中医辨证要点】

踝伤的中医辨证属气滞血瘀证。

【选穴及补泻手法】

主穴:踝三针。

配穴:内踝关节为主取公孙穴,外踝痛选丘墟穴,针后加灸,血海、三阴交穴行导气同精法。

【取穴要点及入针方法】

最佳体位为坐位,可用平放的凳子或其他物品将其足部垫高,以其舒适为度,便于施灸。血海穴采用1.5寸毫针,其他穴位采用1寸毫针。

解溪:施术者在受术者足背踝关节横纹中央凹陷处,当姆长伸肌腱与趾长伸肌腱之间探及解溪穴。用酒精棉球消毒后,手持针柄,将针尖置于穴位上,两神合一,快速捻转透皮后,缓慢入针,针下应无阻力感,否则可能是刺中肌腱,应将针身稍微退出,调整方向,重新入针,察言观色,得气为度。

解溪、昆仑和太溪穴针后均加温和灸法。

【临床体会】

踝伤在急性期应以运动医学止血止痛为先,过了急性期后才用针灸方法治疗。针灸治疗时应注重灸法的应用,以增强活血温经通络的作用。同时应嘱受术者制动,配合中药浸泡或熏洗、外敷,疗效更佳。

第七节 痹 证

【概念】

痹证是指以肌肉、筋骨、关节等酸痛、麻木、重着、屈伸不利,甚或关节肿大灼热为主要表现的一种疾病,即"风"、"寒"、"湿"三气杂至,合而为痹。常见于西医的风湿热、风湿性关节炎、类风湿关节炎、纤维织炎、神经痛、痛风等。

【中医辨证要点】

疼痛游走,痛无定处,时见恶风发热,舌淡,苔薄白,脉浮者为行痹(风痹)。

疼痛较剧,痛有定处,遇寒痛增,得热痛减,局部皮色不红,触之不热,苔薄白,脉弦紧者为痛痹(寒痹)。肢体关节酸痛,重着不移,或有肿胀,肌肤麻木不仁,阴雨天加重或发作,苔白腻,脉濡缓者为着痹(湿痹)。关节疼痛,局部灼热红肿,痛不可触,关节活动不利,可累及多个关节,伴有发热、恶风、口渴烦闷,苔黄燥,脉滑数者为热痹。

【选穴及补泻手法】

主穴:肩部:肩三针。

　　　肘部:曲池、天井穴。

　　　腕部:阳池、阳溪穴。

　　　颈部:颈三针。

　　　背部:身柱、至阳穴。

　　　髀部:居髎、髀关穴。

　　　膝部:膝三针。

　　　踝部:踝三针。

辨证配穴:

　　　行痹:血海、三阴交穴行泻法,膈俞穴行针后加灸法。

　　　痛痹:肾俞、命门、气海穴行温和灸法。

　　　着痹:导阴陵泉穴,针后加灸大肠俞穴。

　　　热痹:大椎穴点刺加拔罐,泻曲池穴。

　　　气血不足:补足三里、三阴交穴,温和灸脾俞、胃俞穴。

　　　肝肾亏损:补太溪、太冲穴,温和灸肾俞、肝俞穴。

　　　壮筋骨:温和灸大杼、绝骨穴。

【取穴要点及入针方法】

天井:受术者以手插腰,施术者于肘尖(尺骨鹰嘴)后上方1寸凹陷处探及天井穴。用酒精棉球消毒后,手持针柄,将针尖置于穴位上,两神合一,快速捻转透皮后,直刺缓慢入针,察言观色,得气为度。

阳池:受术者俯掌,施术者于其第3、4掌骨间直上与腕横纹交点处凹陷中探及阳池穴。用酒精棉球消毒后,手持针柄,将针尖置于穴位上,两神合一,快速捻转透皮后,直刺缓慢入针,针下应无阻力感,否则可能刺中肌腱或骨膜,应将针身稍微退出,调整角度,重新入针,察言观色,得气为度。

阳溪:受术者拇指上翘,施术者在其手腕桡侧,当两筋(拇长伸肌健与拇短伸肌腱)之间的凹陷处探及阳溪穴。用酒精棉球消毒后,手持针柄,将针尖置于穴位上,两神合一,快速捻转透皮后,直刺缓慢入针,针下应无阻力感,否则可能刺中肌腱或骨膜,应将针身稍微退出,调整角度,重新入针,察言观色,得气为度。

身柱:施术者在受术者第3胸椎棘突下凹陷中探及身柱穴。用酒精棉球消毒后,手持针柄,将针尖置于穴位上,两神合一,快速捻转透皮后,直刺缓慢入针,针下应无阻力感,否则可能刺中骨膜,应将针身稍微退出,调整角度,重新入针,察言观色,得气为度。

至阳:施术者在受术者第7胸椎棘突下凹陷处探及至阳穴(约与肩胛骨下角相平)。用酒精棉球消毒后,手持针柄,将针尖置于穴位上,两神合一,快速捻转透皮后,直刺缓慢入针,针下应无阻力感,否则可能刺中骨膜,应将针身稍微退出,调整角度,重新入针,察言观色,得气为度。

腰阳关:施术者在受术者第4腰椎棘突下凹陷中探及腰阳关穴(约与其髂棘最高点相平)。用酒精棉球消毒后,手持针柄,将针尖置于穴位上,两神合一,快速捻转透皮后,直刺缓慢入针,针下应无阻力感,否则可能刺中骨膜,应将针身稍微退出,调整角度,重新入针,察言观色,得气为度。

环跳:受术者侧卧屈股,施术者当其肌骨大转子最凸点与骶管裂孔连线的外三分之一与中三分之一交点处探及环跳穴。用酒精棉球消毒后,手持针柄,将针尖置于穴位上,两神合一,快速捻转透皮后,直刺缓慢入针,察言观色,得气为度。

居髎:施术者在受术者髋部,当髂前上棘与股骨大转子最凸点连线的中点处探及居髎穴。用酒精棉球消毒后,手持针柄,将针尖置于穴位上,两神合一,快速捻转透皮后,直刺缓慢入针,察言观色,得气为度。

【临床体会】

痹证具有"风寒湿"三气杂至合而为痹的病理特点,与痛证有本质上的区别,所以临床痹证不等同于痛证。靳三针治疗痹证非常注重灸法的运用,往往在针刺之后,于局部行悬灸法,效果往往是立竿见影的。治疗时应嘱患者避风寒,慎起居,养成良好的饮食习惯。同时配合西药治疗、中药浸泡、熏洗或敷贴,效果更佳。

第八节　痿　　证

【概念】

痿证是指肢体筋脉弛缓、软弱无力、不能随意运动、肌肉萎缩的一种病证。临床上以下肢痿软较多见,故有"痿躄"之称。本病可见于西医学中的多发性神经炎、急性脊髓炎、进行性肌萎缩、重症肌无力、周期性麻痹、肌营养不良症、癔症性瘫痪、脊髓灰质炎后遗症等病。

【中医辨证要点】

发热多汗,热退后突然出现肢体软弱无力,心烦口渴,小便短黄,舌红苔黄,脉细数者为肺热伤津。肢体逐渐痿软无力,下肢为重,微肿而麻木不仁,或足胫热感,小便赤涩,舌红,苔黄腻,脉滑数者为湿热浸淫。肢体痿软无力日久,食少纳呆,腹胀便溏,面色无华,神疲乏力,舌淡或有齿印,苔腻,脉细无力者为脾胃虚弱。起病缓慢,下肢痿软无力,腰脊酸软,不能久立,或伴眩晕耳鸣,甚至步履全废,腿胫肌肉萎缩严重,舌红少苔,脉沉细者为肝肾亏虚。

【选穴及补泻手法】

主穴:痿三针,实证行泻法,虚证行补法。

配穴:肺热伤津型泻尺泽、鱼际、外关穴。湿热浸淫型导阴陵泉穴。脾胃虚弱型补脾俞、胃俞穴,加灸。肝肾亏虚型补太冲、太溪穴。

【取穴要点及入针方法】

体位:仰卧位或坐位。

取穴要点:太溪穴位于内踝尖与跟腱之间的动脉上,针刺前应先用手探穴,以针刺后针体跳动为佳。

入针方法:针尖快速进针后,缓慢进针,得气为度。

【临床体会】

针灸治疗痿证,《内经》有"治痿独取阳明"的取穴原则,因为阳明经能"行气于三阳",足阳明经内属于胃,为生之本,是后天气血生化之源。胃与脾相表里,脾主四肢肌肉,故针灸治疗痿证,以手足阳明经为主,多行补法灸法。同时必须结合病因病机辨证施治,调整五脏功能,临床上以针灸手法为主施治是关键。但有一些人忽略手法而随意使用电针,不但不见效,反而会加重病情。

第九节 带状疱疹

【概念】

带状疱疹是由水痘-带状疱疹病毒引起的一种以簇集状丘疱疹、局部刺痛为特征的急性疱疹性皮肤病。疱疹多沿某一周围神经分布,排列成带状,出现于身体的某一侧,好发于肋间神经、颈神经、三叉神经及腰神经分布区域。中医学称本病为"蛇丹"、"蛇串疮"、"蜘蛛疮"、"缠腰火丹"。

【中医辨证要点】

临床上多分为肝经郁热、脾经湿热、瘀血阻络三型。肝经郁热型表现为皮损鲜红,疱壁紧张,灼热刺痛,口苦咽干,烦躁易怒,大便干,小便黄,苔黄,脉弦滑数;脾经湿热型表现为皮损色淡,疱壁松弛,口渴不欲饮,胸脘痞满,纳差,大便时溏,舌红,苔黄腻,脉濡数;瘀血阻络型表现为皮疹消退后局部仍疼痛不止,伴心烦不寐,舌紫黯,苔薄白,脉弦细。

【选穴及补泻手法】

主穴：四关穴、围刺蛇头并加温和灸法,以患者能耐受为度。

配穴：肝经郁热者泻太冲、行间穴;脾经湿热者取阴陵泉、丰隆、内庭穴,行泻法;瘀血阻络者配血海、三阴交穴,行泻法;寒证者对蛇头行针后加灸法;虚证者取太溪、足三针、阴陵泉穴行补法加灸。

【取穴要点及入针方法】

体位：多选坐位。

针具：1寸及1.5寸毫针。

取穴要点：围刺前要先观察疱疹的大小、范围、走向,再决定围刺的部位。

入针方法：一般来讲,围刺的范围要比疱疹的范围大,针尖快速进针后沿疱疹中心缓慢斜刺,得气为度。

【临床体会】

本病治疗要及时,如果治疗不及时,能缠绵数月甚至半年之久,而且不仅要用针灸,也要配合中药以内外兼治。

第十节 风 疹

【概念】

风疹又称瘾疹、赤白游风、风丹等,西医称为荨麻疹,属于常见的过敏性疾患之一。

【中医辨证要点】

风团色红,灼热剧痒,遇热加重,发热,咽喉肿痛,苔薄黄,脉浮数者为风热犯表。风团色白,遇风寒加重,得暖则减,恶寒,舌淡,苔薄白,脉浮紧者为风寒束表。风疹反复发作,迁延日久,午后或夜间加剧,心烦少寐,口干,手足心热,舌红少苔,脉细数无力者为血虚风燥。风团色红,成块成片,脘腹疼痛,恶心呕吐,便秘或泄泻,苔黄腻,脉滑数者为肠胃湿热。风团色白,女性月事不调,男性可有遗精、早泄,舌淡,苔薄白,脉沉细者为冲任不调。

【选穴及补泻手法】

主穴：手三针、足三针。风门、膈俞穴行灸法。曲池、血海穴行双针泻法,足三针用补法,外关、合谷穴用导法。

配穴：风热者配大椎、曲池穴,用泻法;风寒者配风池穴加灸;胃肠湿热型配阴陵泉穴,用泻法;气血两虚者针加灸脾俞、胃俞、气海穴;冲任不调者配关元、气海穴针加灸。

【取穴要点及入针方法】

体位：坐位或仰卧位。

针具:1寸及1.5寸毫针。

取穴要点:太冲、三阴交取穴要点见第一章第三节,足三里取穴要点见第三章第五节;针刺血海、风门、膈俞穴前必须先以指探穴,风疹患者往往在这些穴位上有反应点。常在曲池、血海穴上行双针泻法。

【临床体会】

临床上遵循"治风先治血,血行风自灭"的原则,治疗风疹多先治血,以调阴为主要原则,临床上曲池、血海穴多用双针泻法,具体操作为用两根1.5寸的毫针同时刺入穴位,行手法时也是两针同时行泻法,这样可以增大对穴位的刺激量。临床上还往往结合自血疗法(一般交替穴位注射曲池与膈俞、血海与风门穴)和中药治疗,疗效更佳。

第十一节　瘿气与瘰疬

【概念】

瘿气即甲状腺肿大疾病,俗称"大脖子病"。本病包括西医学的单纯性甲状腺肿、甲状腺功能亢进等。瘰疬是一种发于颈部的慢性化脓性疾病,因其结核成串,累累如串珠状,故名瘰疬,相当于西医学的颈部淋巴结核。

【中医辨证要点】

瘿气临床上多分为气滞痰凝、阴虚火旺、气阴两虚三型,气滞痰凝型多见于气瘿初期,表现为颈部漫肿,边缘不清,皮色如常,质软不痛,喜消怒长,苔薄腻,脉弦滑。阴虚火旺型表现为颈部轻度或中度肿大,急躁易怒,五心烦热,心悸多汗,头晕,目胀眼突,手、舌震颤,舌红少苔,脉弦细数。气阴两虚型表现为瘿肿日久,肿势加重,颈部明显增粗或结块,神疲乏力,胸闷气短,呼吸不利,声音嘶哑,舌红苔薄腻,脉细弦。

瘰疬临床上多分为气滞痰凝、阴虚火旺、气血两虚三型,气滞痰凝型多见于瘰疬初期,肿块坚实,无明显全身症状,舌淡,苔腻,脉弦滑;阴虚火旺型表现为核块逐渐增大,皮核相连,皮色转黯红,伴午后潮热,夜间盗汗,色红少苔,脉细数;气血两虚型表现为核块溃后脓出清稀,夹有败絮样物,形体消瘦,精神倦怠,面色无华,舌淡质嫩,苔薄,脉细。

【选穴及补泻手法】

主穴:瘿气者取突三针、定神针;项部瘰疬取定神针、翳风、天井、足临泣;颈部瘰疬取定神针、臂臑、手三里、大迎;腋下瘰疬取定神针、肩井、少海、阳辅、支沟。实者用泻法,虚者用补法加灸。或瘰疬局部用隔蒜灸。配合百劳、天井、肘尖直接灸,可提高疗效。

配穴:气滞痰凝型配四关穴、丰隆穴,行导气同精法;阴虚火旺型配太溪、太冲穴,行补法。气阴两虚型配天鼎、合谷、足三里、三阴交、太溪、神门、膻中穴,针用补法;突眼宜通调局部经络,配攒竹、四白穴;汗多宜调和营卫,配复溜、阴郄穴。

一般留针 1 小时,每 5～10 分钟行针 1 次,颈部穴位以转捻和刮法为主,加灸。五输穴行提插补泻手法,行手法的同时要注意调整患者的呼吸。

【取穴要点及入针方法】

体位:仰卧位,宽衣解带,嘱患者放松,自然呼吸。

针具:1 寸毫针。

取穴要点:水突、扶突穴位于颈部,针刺前必须先以指探穴,触摸病变部位的大小、质地,针刺时方做到能指下明了;天突位于前正中线上,胸骨上窝中央,针前亦需先探穴。

入针方法:水突穴和扶突穴均向甲状腺方向沿皮平刺,不要针得太深,以免损伤甲状腺体;天突穴沿胸骨上缘边向下斜刺约 0.8 寸,要注意防止气胸。

【临床体会】

瘿气与瘰疬病变在颈部,颈项是连接元神的,其中颈以阴为主,治疗上当以调神、调阴经为主,若配合甲状腺局部挑针治疗,每次每侧挑 1～2 点,每周 1～2 次,同时结合中药西药治疗,可增加疗效。若瘰疬未溃破者,可配合火针疗法,在核正中刺入,每核一针,隔 2～3 天一次,同时结合中西医药物治疗,效果更佳。

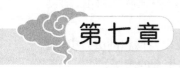

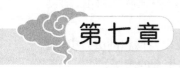第七章

内 景 病 证

中医将病位在内的脏腑疾病称为"内景病",是指因情志、劳伤、饮食、起居等因素,导致脏腑功能失常而发生的疾病。经络是"内连脏腑,外络肢节",有"行血气,营阴阳,濡筋骨,利关节"和"祛其邪"的作用,所以针灸通过刺激经络能有效地调整脏腑功能而达到治疗疾病的作用。针灸治病的理论"善用针者,从阴引阳,从阳引阴"、"察其阴阳而调之,以平为期"、"阴平阳秘,精神乃治"也就是这个道理。

第一节　胃脘痛（呕吐、呃逆）

【概念】

胃脘痛又称胃痛,以胃脘部经常发生疼痛为主症。古代文献也将胃脘痛称为心痛、心下痛等。多见于西医学所指的急慢性胃炎,胃、十二指肠溃疡病,胃癌、胃神经官能症等。

呕吐是指胃气上逆,胃内容物从口中吐出而言。有物有声为呕,有物无声为吐,无物有声为干呕。常见于西医学的急性胃炎、幽门痉挛（或梗阻）、胃黏膜脱垂症、十二指肠壅积症、胃神经官能症、胆囊炎、胰腺炎等病。

呃逆是指气逆动膈,致喉间呃呃有声,声短而频,不能自控的一种病症。古称"哕",又称"哕逆",相当于西医学的膈肌痉挛。

【中医辨证要点】

胃为阳土,其气以和降为顺,外邪、饮食、情志不畅和脾胃素虚等可使胃气阻滞,胃失和降,"不通则痛",故发胃脘痛、呕吐与呃逆,本病病位在胃,但与肝脾密切相关。发病前多有明显的诱因如天气变化、恼怒、劳累、饥饿、进食生冷干硬、辛辣醇酒,或服用有损脾胃的药物等。胃脘痛、呕吐与呃逆按病因均可分为实证与虚证。其中胃痛实证包括寒邪犯胃、饮食伤胃、肝气犯胃、瘀血停滞,虚证包括脾胃虚弱、胃阴不足。呕吐实证包括寒邪犯胃、饮食伤胃、肝气犯胃、痰饮内停,虚证包括脾胃虚弱、胃阴不足。呃逆实证包括胃寒积滞、胃火上逆、肝郁气滞,虚证包括脾胃阳虚、胃阴不足。

【选穴及补泻手法】

主穴:胃三针、公孙、四关。

配穴:饮食伤胃型灸梁门、建里、天枢穴;肝气犯胃型导四关、公孙穴;胃阴不足型补三阴交、太溪穴;瘀血停滞型配膈俞、胃俞穴,并在背后阿是穴点刺加罐;外邪犯胃型泻曲池、外关、大椎穴;痰饮停滞型泻丰隆、阴陵泉穴;呃逆者配膈俞、天突、膻中穴针后加灸法。

【取穴要点及入针方法】

体位:仰卧位,宽衣解带,让患者尽量放松,铺巾保暖后暴露上腹部。

针具:1寸及1.5寸毫针。

取穴要点:中脘穴位于剑突与神阙穴连线的中点,针中脘前,先按压少顷,若需灸则用1.5寸针缓慢进针,不需灸者用1寸针即可,可直刺3~5分,得气为度;内关穴取穴要点见第一章第四节;坐位时足三里穴位于犊鼻下3寸,胫骨前缘1横指的地方,若仰卧位则应手虎口放在髌骨上缘,中指顶住胫骨前缘,旁开1横指的地方指尖下即是足三里穴。公孙穴位于第1趾骨的前下方,沿足弓向后摸,胃脘痛的患者在该处常有明显反应点;膈俞穴不深刺;天突穴针尖直刺透皮后沿胸骨柄后缘斜刺2~3分;膻中穴于按压探穴后用1寸针向下斜刺2~3分,得气为度。

入针方法:膻中、膈俞、天突穴斜刺,其余穴位直刺,得气后留针30分钟,每5~10分钟行针1次。

【临床体会】

当今社会,人们往往由于生活、学习、工作压力等因素导致肝木乘脾,或三餐不定损伤脾胃导致胃脘痛,针刺后提插补泻时配合患者的呼吸,以调气调神为法,往往收到满意的疗效,而在此基础上配合中药效果更佳,若在没有针具的应急环境下,可以指代针,按压内关、足三里、公孙穴也可有一定的疗效。

第二节　腹痛(腹泻、便秘)

【概念】

腹痛是指胃脘以下、耻骨以上的部位发生疼痛的症状,在临床上较为常见。相当于西医学的肠易激综合征、消化不良、胃肠痉挛、肠粘连、肠系膜、腹膜病变、泌尿系结石、急慢性胰腺炎。

腹泻又称泄泻,症见大便次数增多,量多,稀薄,甚至泻下如水样。西医急、慢性肠炎,胃肠神经功能紊乱等引起的腹泻,均可参考本证辨证施治。

便秘是指大便经常秘结不通,排便间隔时间延长,或有便意但排便困难。

【中医辨证要点】

治疗腹痛以分经辨证结合脏腑辨证为主。腹部分大腹、小腹和少腹。脐以上为大腹,属脾胃,为足太阴、足阳明经脉所主;脐以下为小腹,属肾、膀胱、大小肠、胞宫,为足少阴、手足太阳、手阳明、任脉、带脉所主;小腹两侧为少腹,属肝胆,为足厥阴、足少阳所主。中医内科将腹痛分为饮食停滞、肝郁气滞、寒邪内阻、脾阳不振四型。

便秘与腹泻主要与大肠传导功能失常有关,便秘分为热秘、气秘、虚秘、寒秘四型。热秘者有痞、满、燥、实四证俱见;气秘者见胁腹胀痛;虚秘者表现为头晕心悸,神疲气怯;寒秘者表现为畏寒喜暖。

腹泻按病情的长短、缓急,可分为急、慢性两类。急性泄泻多为实证,分为感受寒湿、湿热下迫、饮食所伤三型;慢性泄泻多为虚证,分为脾胃虚弱、肾阳虚弱、肝木乘脾三型。

【选穴及补泻手法】

主穴:肠三针。

配穴:腹痛气滞型开四关穴行导法;阳气虚型配脾俞、肾俞、气海穴行灸法;实热型泻内庭、曲池穴;夹瘀则泻膈俞、血海、三阴交穴。热秘则泻支沟、合谷、曲池穴;气秘则灸中脘、泻行间穴;虚秘则灸脾俞、胃俞穴;冷秘则灸神阙、气海穴。腹泻湿热下迫型配曲池、阴陵泉,针用泻法;饮食所伤型配中脘、梁门穴,针后加灸法;脾胃虚弱型配脾俞、胃俞、中脘、章门,针用补法,多灸;肾阳虚弱型配肾俞、命门、脾俞、神阙,针用补法,多灸,或隔姜、隔盐、隔附子饼灸。肝木乘脾型配太冲、内关、合谷穴,针用导法。

【取穴要点及入针方法】

体位:坐位或仰卧位,宽衣解带,让患者尽量放松,铺巾保暖后暴露腹部施术部位,若取坐位则可前后同时针刺与艾灸,临床上往往医者灸背后腧穴,患者自灸腹部穴位,若为仰卧位,则所有针都可行温和灸。

针具:1寸及1.5寸毫针。

取穴要点:天枢、关元穴用1.5寸毫针,针前先用针柄探穴,让患者注意力集中在穴位上,根据肌肉的厚薄进针,得气为度;上巨虚先取足三里穴,再下3寸,用手按压可有阳性反应点;同理,大肠俞应在按压探穴后进针。

入针方法:直刺,得气后留针30分钟,每5~10分钟行针1次。根据“虚则补之,实则泻之,不虚不实以经取之”的原则,四肢穴针用提插补泻法的同时调整患者的呼吸,行补法后要让患者“若有所得”,泻法要让患者感觉“若有所失”。虚证、寒证加灸。

【临床体会】

肠三针顾名思义是用来治疗大小肠功能失调的疾病,治疗腹痛、腹泻、便秘的疗效取决于针刺后是否在五输穴上行补泻手法,在行手法的同时还要引导患者呼吸,以导其气。治疗上配合中药、饮食指导效果更理想。

第三节　咳嗽、哮喘

【概念】

咳嗽、哮喘是肺系疾患的常见病症,咳嗽指肺气上逆,咯吐痰液,常见于西医学的上呼吸道感染、支气管炎、支气管扩张、肺炎、肺结核等疾病。哮喘是一种常见的反复发作性疾患,以呼吸急促,喉中痰鸣,严重时张口抬肩,难以平息为主要症状。常见于西医学的支气管哮喘、喘息性慢性支气管炎、阻塞性肺气肿等病。

【中医辨证要点】

咳嗽有外感和内伤之分,哮喘有虚实之分。外感咳嗽起病较急,病初干咳,咽喉或痒或痛,数日后咯出少量黏痰或稀痰,可伴有发热、恶寒、流涕、头身酸痛等表证。内伤咳嗽病程较长,反复咳嗽、咯痰,或伴有喘息,一般秋冬加重,春夏减轻,甚者常年咳嗽不断,发为咳喘重症。多数哮喘患者在发作前可出现鼻咽发痒,咳嗽,喷嚏,胸闷等先兆症状。典型发作时突感胸闷,呼吸困难,喉中哮鸣,呼气延长,不得平卧,烦躁,汗出,甚则发绀。发作可持续数分钟、数小时或更长时间。发作将停时,常咯出较多稀薄痰液。哮喘临床上分实证与虚证两型,实证表现为病程短,或为哮喘发作期,哮喘声高气粗,呼吸深长,呼出为快,体质较强,脉象有力。可分为风寒外袭、痰热阻肺两型;虚证表现为病程长,反复发作或为哮喘间歇期,哮喘声低气怯,气息短促,体质虚弱,脉象无力。可分为肺气不足、肺虚及肾两型。

【选穴及补泻手法】

主穴:背三针。

配穴:外感咳嗽配列缺、合谷穴行导法,加灸背三针;内伤咳嗽补太渊、三阴交、足三里穴(培土生金)。哮喘实证配泻尺泽、膻中、定喘穴;哮喘虚证灸膏肓、肾俞、定喘、太渊、太溪、足三里穴。

背三针留针加灸为最常用之法,也可在背三针上行经络注血疗法或穴位敷贴法。

【取穴要点及入针方法】

体位:咳嗽不虚者取坐位,虚弱者取仰卧位,哮喘者取仰卧位及坐位。

针具:1寸及1.5寸毫针。背部用1寸毫针,肾俞、气海、曲池可视患者的胖

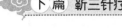

瘦选1寸或1.5寸针。

取穴要点:针刺背部前先观察患者背部的形状,以指探穴,感受肌肉的厚度,再进针。

入针方法:背三针穴位均向脊柱方向斜刺,其余的体针用直刺,得气为度。

【临床体会】

对于以肺脏为主要受犯的呼吸系统疾病,如咳嗽、哮喘、感冒等,我们常以"背三针"为主进行治疗。针这些穴位的时候一定要注意针刺的深浅,尤其是肺俞穴,如果垂直刺,深度不能超过7分,如果直刺1寸,很容易造成气胸。临床上多用斜刺,斜刺可以稍针深一点,可向内斜刺1寸左右。这三个穴位非常有特色,与交感神经节的肺丛有关,所以主要用来治疗呼吸系统的疾病。除针刺外,对于一些肺气虚弱、卫外功能较差而时常患感冒的患者,可以在"背三针"处直接灸、温和灸、多罐疗法;对于过敏性鼻炎、哮喘属肺系疾病,也可以在"背三针"处行经络注血疗法或天灸疗法。

第四节　癃闭与淋证

【概念】

癃闭是指排尿困难,甚则小便闭塞不通。发病较缓,小便不利,点滴而短少者称癃;发病较急,小便不通,欲解不得解者称闭。常见于西医学的尿潴留。

淋证是指小便频数,短少点滴,出而不尽,尿道刺痛,小腹拘急,痛引腰腹的一种病证。本病相当于西医所指的泌尿道感染、泌尿道结石、前列腺疾病、乳糜尿等。

【中医辨证特点】

癃闭、淋证同属于下焦病证,病性上主要分虚与实,而以实证为多,根据病因的不同,癃闭可分湿热蕴积、肝郁气滞、尿道阻塞、肾气不足、肺热壅盛、中气下陷六型;淋证可分热淋、石淋、血淋、气淋、膏淋、劳淋六型。

【选穴及补泻手法】

主穴:癃闭取尿三针、四关穴、足三针、阴陵泉;

淋证取尿三针、四关穴,膀胱俞、三焦俞、气海俞、肾俞。

尿三针及背俞穴用灸法,四关穴、阴陵泉、足三里、三阴交用导法。

配穴:癃闭属实证泻曲池、曲泉穴,虚证补肾俞、三焦俞、关元穴、气海穴,加灸。热淋泻曲池穴;石淋泻行间、委阳穴;血淋灸膈俞穴,双针泻血海穴;气淋灸气海、中脘穴;膏淋导照海穴;劳淋灸脾俞、肾俞、关元穴。

【取穴要点及入针方法】

体位:仰卧位,宽衣解带,让患者尽量放松,铺巾保暖后暴露腹部施穴部位,并将裤子退至横骨穴水平,针前最好令患者排空小便,以免刺伤膀胱。

针具:1寸及1.5寸的毫针。

取穴要点:关元穴在脐下3寸,以1.5寸针慢慢入针,直刺0.8～1寸深,得气即可;中极穴针法同关元穴,不要用飞针,因飞针不可能每次都飞中穴位,影响疗效;三阴交的针法很讲究,很多人都不容易针准,应先摸准胫骨内侧后缘,靠近胫骨处入针,针感会很理想。

入针方法:直刺,得气后留针30分钟,每5～10分钟行针1次。

【临床体会】

临床上治疗癃闭以灸法配合五输穴的补泻手法为主,而淋证者先嘱其饮1000ml对证的中药制剂,然后予以针灸,配合补泻手法,出针后嘱患者原地跳动或上下爬楼梯,临床上往往收到满意的疗效。

第五节 消 渴

【概念】

消渴是以多饮、多食、多尿、乏力、消瘦,或尿有甜味为主要临床表现的一种疾病,即西医学的糖尿病。有的患者"三多"症状不著,但若于中年之后发病,且嗜食膏粱厚味、醇酒炙煿,以及病久并发眩晕、肺痨、胸痹心痛、中风、雀目、疮痈等病证者,应考虑消渴的可能性。由于本病的发生与禀赋不足有较为密切的关系,故消渴病的家族史可供诊断参考。

【中医辨证要点】

消渴病变脏腑在肺、胃、肾。燥热伤肺,则治节失职,肺不布津;燥热伤胃,则胃火炽盛,消谷善饥;燥热伤肾,则肾失固摄,精微下注。凡饮食不节,过食肥甘,或情志失调,气郁化火,或劳欲过度,耗伤肾阴,均可诱发该病。常见证型有上中下三消,上消表现为烦渴多饮,口干尿多,舌边尖红,脉洪数;中消表现为多食易饥,体瘦便秘,苔黄,脉滑;下消表现为尿频量多,口干腰酸,舌红,脉沉细。

【选穴及补泻手法】

主穴:四神针、足三针、胃三针。

四神针加灸,足三里穴用补法,太冲、三阴交穴用导法,中脘穴行灸法,内关穴行导法。

配穴:上消泻尺泽、少府穴;中消泻内庭、建里、地机穴;下消补关元、太溪、肾俞穴,加灸。

【取穴要点及入针方法】

体位:仰卧位,宽衣解带,让患者尽量放松,铺巾保暖后暴露腹部施穴部位。

针具:1寸及1.5寸的毫针。

取穴要点:四神针、足三针之取穴要点见前章节所述。胃三针之中脘穴以剑突与神阙穴连线之中点取穴;取内关穴时最佳体位是双手处于休息位,即是在仰卧位时令患者双手放置于下腹部,掌心朝向下颌部;取足三里穴时,由于双下肢处于伸直状态,术者以右手虎口紧贴患者右膝髌骨上缘,食指紧贴胫骨边缘,之下便是足三里穴。

入针方法:选用1.5寸毫针针刺四神针穴,向前后左右四个方向斜刺。针毕,四只针柄汇集在一起,犹如塔尖状,恰好在百会穴正上方,需要在此行温和灸;足三里、三阴交穴以1.5寸毫针刺之,行补法;太冲穴以1寸毫针刺之,行导气法。

【临床体会】

消渴乃消化代谢出现障碍,治疗消渴病以调五脏功能为主,五脏属阴,以四神针、足三针、胃三针为主治疗糖尿病及其相关并发症,在临床上收到非常满意的效果,针灸能够调整脏腑功能而治疗内景病,只要辨证正确,取穴手法得当,定有佳效,若结合中西医药物治疗效果更为理想。中医治疗消渴病是以治本为主,西医学认为糖尿病(消渴病)是终身病,而若在疾病的早期及时予以针灸、中药等调理脏腑功能,消渴病可痊愈;即使在疾病的中后期或者出现了严重的并发症,在辨证论治下行针灸治疗,也往往可以收到满意的疗效。

第六节 痛 风

【概念】

痛风是由单钠尿酸盐沉积所致的晶体相关性关节病,与嘌呤代谢紊乱和(或)尿酸排泄减少所致的高尿酸血症直接相关,特指急性特征性关节炎和慢性痛风石疾病,主要包括急性发作性关节炎、痛风石形成、痛风石性慢性关节炎、尿酸盐肾病和尿酸性尿路结石,重者可出现关节残疾和肾功能不全。相当于中医的"痛痹"、"历节"、"脚气"等证。

【中医辨证要点】

本病多见于中年男性,女性仅占5%,突然反复发作的单个跖趾、跗跖、踝等关节红肿剧痛,可自行缓解及间歇期无症状者,应首先考虑痛风性关节炎;临床上可分为痰湿瘀阻和肝肾阴虚两型。痰湿瘀阻型表现为关节痛如针刺刀割,固定不移,局部肿胀变形,屈伸不利,皮色紫黯,出现结节聚块,舌质紫黯或有瘀斑,苔薄黄,脉弦涩或沉涩;肝肾阴虚型表现为关节肿胀、缠绵作痛、昼轻夜重、病久屡发,局部关节畸形,筋脉拘急,屈伸不利,步履不便,肌肤麻木不仁,面色晦黯,颧红口干,头晕耳鸣,腰膝酸软,盗汗遗精,舌边尖红少苔,脉细数。

【选穴及补泻手法】

主穴:足三针、阴三针、阳三针。太冲、三阴交、足三里行补法,肾俞、气海、关元、中极行灸法。

配穴:痰湿瘀阻型泻丰隆、血海穴;肝肾阴虚型补太溪、太冲穴。

【取穴要点及入针方法】

体位:仰卧位,宽衣解带。

针具:1寸及1.5寸针。

取穴要点:阴三针、阳三针取穴要点详见第三章第一节;足三里取穴要点详见第三章第五节,太冲、三阴交取穴要点详见第一章第三节。

入针方法:直刺,得气后留针30分钟,每5～10分钟行针1次。用提插补泻法的同时调整患者的呼吸。

【临床体会】

靳三针治疗痛风是以调代谢、调阴经为主,以足三针、阴阳三针为主而调之,应注意不要把治疗重点放在局部病变处,而要注重整体的论治,同时配合中西医药物治疗效果最为理想。

第七节　戒断综合征

【概念】

戒断综合征是指长期吸烟、饮酒、使用镇静安眠药或吸毒之人,在成瘾、产生依赖性后,突然中断而出现的烦躁不安、呵欠连作、流泪流涎、全身疲乏、昏昏欲眠、感觉迟钝等一系列戒断现象。中医学无此病名,但在"咳嗽"、"郁证"、"多寐"、"痫证"、"虚损"等病证中有类似表现。

【中医辨证要点】

本病以脏腑辨证为主。以情志不畅,胁肋胀痛为主要表现者属肝郁气滞;以寐少梦多,急躁易怒,面红目赤为主要表现者属心肝火旺;以食少便溏为主要表现者属脾胃不和;以眩晕耳鸣,腰膝酸软,神疲健忘为主要表现者属肾精亏虚;以神志模糊、精神抑郁为主要表现者属痰迷心窍。

【选穴及补泻手法】

主穴:四神针、定神针、智三针、脑三针、手智针、足智针。

配穴:肝郁气滞者导合谷、太冲穴;心肝火旺者泻少府、行间穴;脾胃不和者加足三里穴行补法,温和灸脾俞、胃俞穴;肾精亏虚者加太溪穴行补法,温和灸肾俞、志室穴;痰迷心窍者取丰隆、内关穴行导气同精法。

头部穴位留针30分钟,每5～10分钟捻针1次,并行飞法。

【取穴要点及入针方法】

最佳体位为坐位,亦可采取仰卧位。选用1寸毫针为主。相关穴组取穴要点见前所述。

【临床体会】

吸毒者因强制戒毒往往会出现戒断综合征,其病位在脑及五脏,病因属虚实夹杂。鸦片苦温酸涩,入十二经,辛香走窜,芳香开泄气道。初始染毒时,烟毒由鼻道入体内,肺先受之,清气吸入不足,致宗气不足,不能贯心脉以资心气,心气不足,神失所养,心神被毒所摄,故不安而神乱,吸毒后则欣快、幻觉、幻视,停之则易惊,皆为神乱之化;日久因元阳透支出现肾阳亏损,阻碍气机,清阳不升则元神失养,脑海空虚;气道开泄则全身之气皆失,易为虚之证;气与烟毒互结随气机运行于全身,清窍受蒙则见人格异常和变态行为。故治疗此病症,当以调神定志为主,同时亦应注重调整脏腑功能。

在进行针灸戒毒治疗前要详细了解患者吸毒的原因、方式,因人制宜进行有的放矢的宣传教育和心理治疗,对于因病(如肿瘤等)而吸毒者,应针对其原发病给予相应的治疗,或用吸毒量渐减法进行处理,以免出现意外伤亡事故。疗效巩固、身体康复及心理治疗很重要,是避免吸毒者经不起社会上其他"毒友"的诱惑,复发毒瘾,重踏吸毒的重要措施。家庭及社会的配合是巩固疗效、断绝吸毒必不可少的因素,应高度重视。结合中药辨证治疗,疗效更佳。常用的方药如下:戒毒初期肝胆火盛,风痰壅阻者可用龙胆泻肝汤合温胆汤加减;疗效巩固期,可用天王补心丹与陈夏六君丸加减;身体康复及心理治疗期可用天王补心丹、六味地黄丸及陈夏六君丸,交替服用。此外,亦可配合西医治疗。

第八节　慢性疲劳综合征

【概念】

慢性疲劳综合征是一组病因不明、各项现代手段检查无任何器质性病变,以持续半年以上的慢性、反复发作性极度疲劳为主要特征的综合征。其症状表现常见于中医的头痛、失眠、心悸、郁证、眩晕、虚劳等病证中。

【中医辨证要点】

本病以脏腑辨证为主。症见精神抑郁,焦虑,纳少腹胀,便溏,舌淡苔白,脉弦细弱者为脾虚肝郁;症见失眠健忘,腰膝酸软,疲倦乏力,舌红苔白,脉细数者为心肾不交。

【选穴及补泻手法】

主穴:疲三针、定神针、智三针、足三针。

配穴:脾虚肝郁者配抑木扶土法,取太白、三阴交穴行补法,四关穴行导气同精法;心肾不交者取劳宫穴行泻法,太溪穴行补法。头部穴位以留针为主,同时行温和灸法。

【取穴要点及入针方法】

采取坐位或仰卧位,宽衣解带,令其自然放松。一般选用1寸毫针。相关穴组取穴要点见前所述。

【临床体会】

慢性疲劳综合征与肝、脾、肾的病变有关。其病理机制主要在于劳役过度、情志内伤或复感外邪,致肝、脾、肾功能失调。肝主疏泄,肝气条达与否影响到情志与心理活动;肝主筋而藏血,人之运动皆由乎筋力,故肝又与运动、疲劳有关。肝气不疏,失于条达,肝不藏血,筋无所主,则会出现涉及神经、心血管、运动系统的各种症状。脾为后天之本,主运化,主四肢肌肉,若脾气虚弱,失于健运,精微不布,则肌肉疲惫、四肢倦怠无力。肾为先天之本,藏精、主骨、生髓,肾精不足则骨软无力,精神萎靡。靳三针疗法治疗慢性疲劳综合征,以调神定神为主导,并以足三针为主加辨证施治的方法来调整肝、脾、肾之功能。

治疗本病时一定要注意保持环境的安静、空气的流通,有利于调患者之神。同时可结合中药、西药治疗,疗效更佳。

第九节 肥 胖 症

【概念】

本节所讲肥胖症主要指单纯性肥胖症,即无明显内分泌、代谢原因,且排除水钠潴留或肌肉发达等蛋白质增多诸因素引起实际体重超过标准体重20%以上的一种疾患。

【中医辨证要点】

本病以脏腑辨证为主,分虚实两类,实证多见胃肠腑热,虚证多见脾胃虚弱、肾气不足。其中,症见体质肥胖,上下匀称,按之结实,消谷善饥,食欲亢进,口干欲饮,怕热多汗,急躁易怒,腹胀便秘,小便短黄,舌质红,苔黄腻,脉滑有力者为胃肠腑热。症见肥胖以面、颈部为甚,按之松弛,食欲不振,神疲乏力,心悸气短,嗜睡懒言,面唇少华,大便溏薄,小便如常或尿少,身肿,舌淡,边有齿印,苔薄白,脉细缓无力或沉迟者为脾胃虚弱。肥胖以臀部、下肢为甚,肌肤松弛,神疲乏力,喜静恶动,动则汗出,畏寒怕冷,头晕腰酸,月经不调或阳痿早泄,面色㿠白,舌质淡嫩,边有齿痕,苔薄白,脉沉细迟缓者为肾气不足。

【选穴及补泻手法】

主穴:肥三针。

配穴:胃肠腑热者加肠三针、内庭、曲池穴行泻法;脾胃虚弱者加足三针行补法;肾气不足者加阴阳三针行针加灸法。

补泻手法主要在五输穴上进行。

【取穴要点及入针方法】

选宽敞的诊治床,取仰卧位,宽衣解带,先以1.5寸或2寸毫针直刺中脘穴1~1.2寸,得气为度,针后以艾条灸之。带脉穴选3寸针,先直刺入穴约半寸后,将针尖朝天枢方向刺入2~2.5寸,要注意角度,以免刺入腹腔伤及内脏。足三里穴选1.5寸针直刺,得气为度,根据不同证型分别施以补泻或导法。临床上往往取双侧天枢穴,以1.5寸或2寸针直刺,得气为度。用电针仪以带脉、天枢穴为一组选用疏密波和连续波交替加电,两种波型每5分钟变换1次,震动强度以患者舒适为度。

【临床体会】

肥胖症的发生总因多吃、贪睡、少动,与肺、肝、脾、胃、肾等诸多脏腑的功能失调有关。肺气不宣,腠理闭塞,汗无以出,炼而生痰;肝气郁结,克伐脾胃,运化受损,郁而增肥;脾胃功能失常,虚则水湿不化,酿生痰浊;实则胃肠腑热,食欲偏旺,消谷善饥,多食而生浊脂;肾阳不足,气不化水,二便排泄无力而肌肤肿胀。在上述多因素的影响下,遂致痰湿浊脂滞留肌肤而形成肥胖。病机主要有肺失宣降、胃肠腑热、肝郁气滞、脾肾阳虚、痰湿闭阻,痰湿闭阻又是其中最主要的环节。靳三针疗法以中脘、带脉、足三里组成的肥三针为主,治疗肥胖症,突出调整五脏(尤其是脾胃)功能的治疗特色,既注重针灸补泻手法,又结合了现代电针技术。

除以肥三针治疗肥胖症外,多以针后行穴位埋线法。常用的埋线穴位有腹部的上脘、下脘、大横、归来穴,背部的膈俞、肝俞、胆俞、脾俞、胃俞、三焦俞、肾俞穴。每次选3~4组穴位埋线,1周2次。另外,所选埋线的穴位均可行温和灸法。可教会患者施灸的方法,在家自灸或由家人协助温和灸背部穴位,每日1次。靳三针治疗肥胖症是起到全身减肥的作用,而不是局部减肥。临床治疗过程中,往往注重头部调神穴组的运用,如四神针、脑三针、颞三针针后加灸。在针灸减肥的过程中,一定要正确引导患者合理的饮食习惯,并嘱患者多参加体育锻炼以配合治疗。